Body Reset®

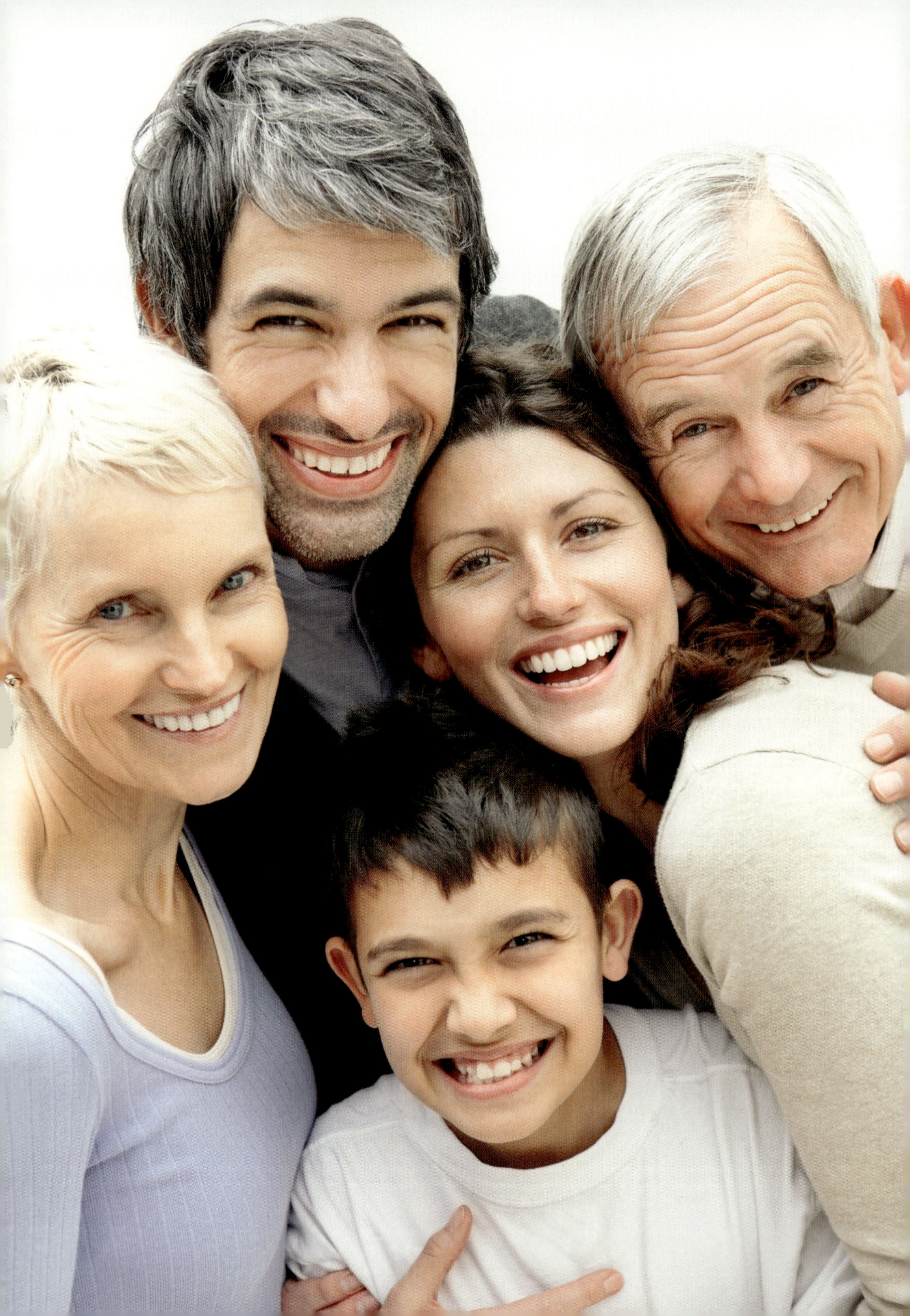

Jacky Gehring

Body Reset®

Das Erfolgsprogramm

Mit Beilagen:
»2-Wochen-Menüplan«
»Säure-Basen-Tabelle von A–Z«

Schluss mit Cellulite, Übergewicht und Haarausfall

Weltbild

Vorwort

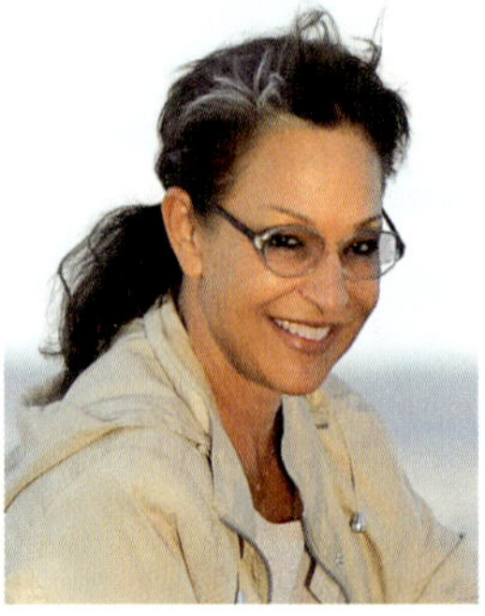

Reset – wer kennt nicht den kleinen Knopf an elektronischen Geräten, mit dem man alle Funktionen wieder zurückstellen kann auf die ursprüngliche Werkeinstellung, um quasi wieder von vorn anzufangen.

Wie schön wäre es, wenn auch unser Körper eine Reset-Taste hätte, mit der wir per Knopfdruck wieder in unseren ursprünglichen Zustand zurückfinden könnten. Wir wären dann wieder schlank, schön und gesund – und würden vielleicht genauso weiterleben wie bisher.

Die Reset-Taste für den Körper gibt es zwar nicht, dafür aber die *BodyReset*-Methode. Damit können Sie viele Entwicklungen und *Sünden* der Vergangenheit rückgängig machen. Zwar nicht auf Knopfdruck, aber doch viel einfacher als mit irgendwelchen Zaubermitteln und Wunderdiäten.

Als Ernährungspraktikerin beschäftige ich mich seit 1983 mit den Problemen Cellulite, Übergewicht und Haarverlust. Im Laufe der Jahre habe ich verschiedene Diäten, Behandlungsmethoden und Produkte ausprobiert.

Seit einigen Jahren arbeite ich sehr erfolgreich nach meiner eigenen Methode, die ich Ihnen in diesem Buch vorstellen möchte.

Dieses Buch widme ich all jenen Menschen, die es satt haben, tagaus, tagein über Essen nachzudenken, weil ihnen alles Gesunde nicht schmeckt und alles, was schmeckt, angeblich ungesund ist, krank und dick macht.

Vergessen Sie für die nächsten sechs Wochen Ihre Cellulite und Ihre überflüssigen Pfunde, Besenreiser und ausfallenden Haare, Ihren Bluthochdruck und erhöhten Cholesterinspiegel. Vergessen Sie Kalorienzählen und Lightprodukte, Ballaststoffe und Vollkornspaghetti. Vergessen Sie schlicht und einfach alles, wovon Sie bisher glaubten, es würde Sie schlanker, gesünder und vitaler machen.

Fangen Sie einfach an, und lernen Sie, auf Ihren Körper, Ihren Bauch und Ihren gesunden Menschenverstand zu hören. Und freuen Sie sich ruhig am Unverständnis Ihrer Umgebung, wenn scheinbare Dickmacher Ihre Pfunde purzeln lassen und

wenn die Schlagsahne auf dem Obstsalat die Cellulite verschwinden lässt.
Schalten Sie bei Werbebeginn im Fernsehen den Sender um, und kaufen Sie keine Zeitschrift mit der neuesten *Wunderdiät*. Nur für die nächsten sechs Wochen. Mit *BodyReset* werden Sie so schnell so viele positive Veränderungen erleben, dass Ihnen in Zukunft die Gesundheitsversprechen in der Werbung als das vorkommen, was sie mehrheitlich sind: ein Milliardengeschäft!
Nun wünsche ich Ihnen viel Spaß beim Lesen und beim Leben mit *BodyReset!*

Mit *BodyReset* erreichen Sie fast gleichzeitig eine Gewichtsabnahme und einen Abbau von Cellulite und Reiterhosen.

Nach etwa vier bis sechs Monaten werden Besenreiser blasser, und die Kopfhaare beginnen wieder zu wachsen.

Ihre *Jacky Gehring*

P

Und hier noch ein Tipp: Lassen Sie sich nicht verunsichern oder entmutigen, von wem auch immer. Spätestens in 14 Tagen werden auch die größten Skeptiker erkennen, dass *BodyReset* wirklich funktioniert.

Bitte beachten Sie: Auch wenn Sie sich schon nach wenigen Tagen besser und *leichter* fühlen: *BodyReset* ersetzt weder Arzt noch Therapeut, weder Medikamente noch Therapiemaßnahmen. Bei Krankheiten und Organstörungen ziehen Sie bitte einen Arzt, am besten Ihren Hausarzt, hinzu.

Und noch ein Hinweis: Ich verwende durchgehend ausschließlich die weibliche Anredeform. Selbstverständlich dürfen sich dabei auch die Herren angesprochen fühlen!

Inhalt

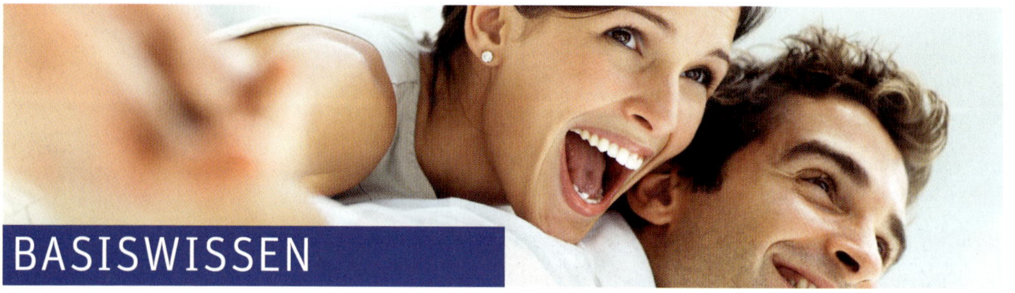

BASISWISSEN

*Viele Wege führen nach Rom – mit **BodyReset** fahren Sie nicht alleine. Tipps und Anregungen finden Sie unter **www.bodyreset.com** oder bei der Fachberatung in Ihrer Nähe.*

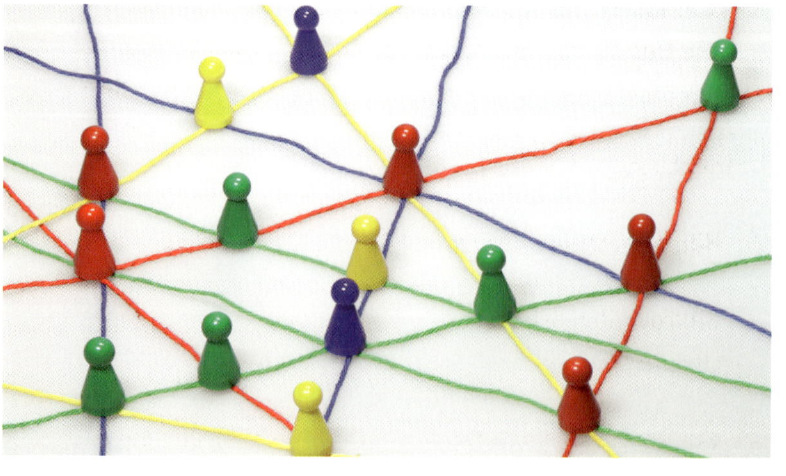

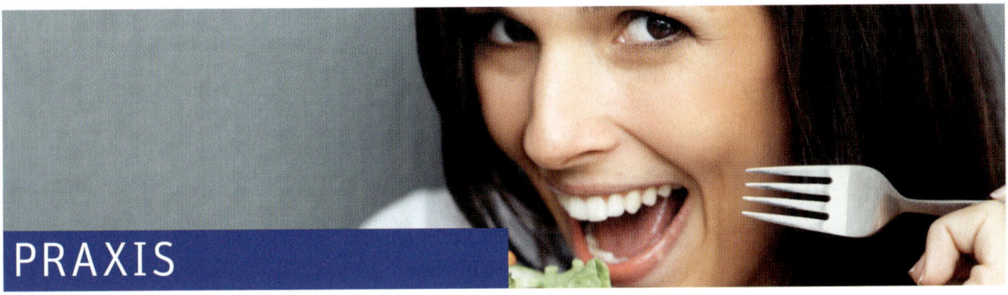

PRAXIS

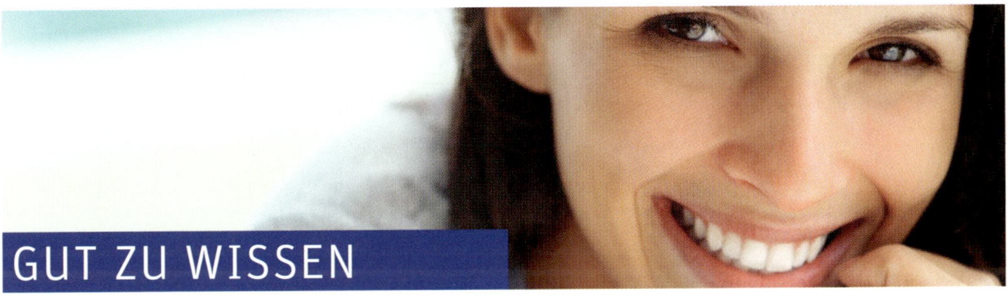

GUT ZU WISSEN

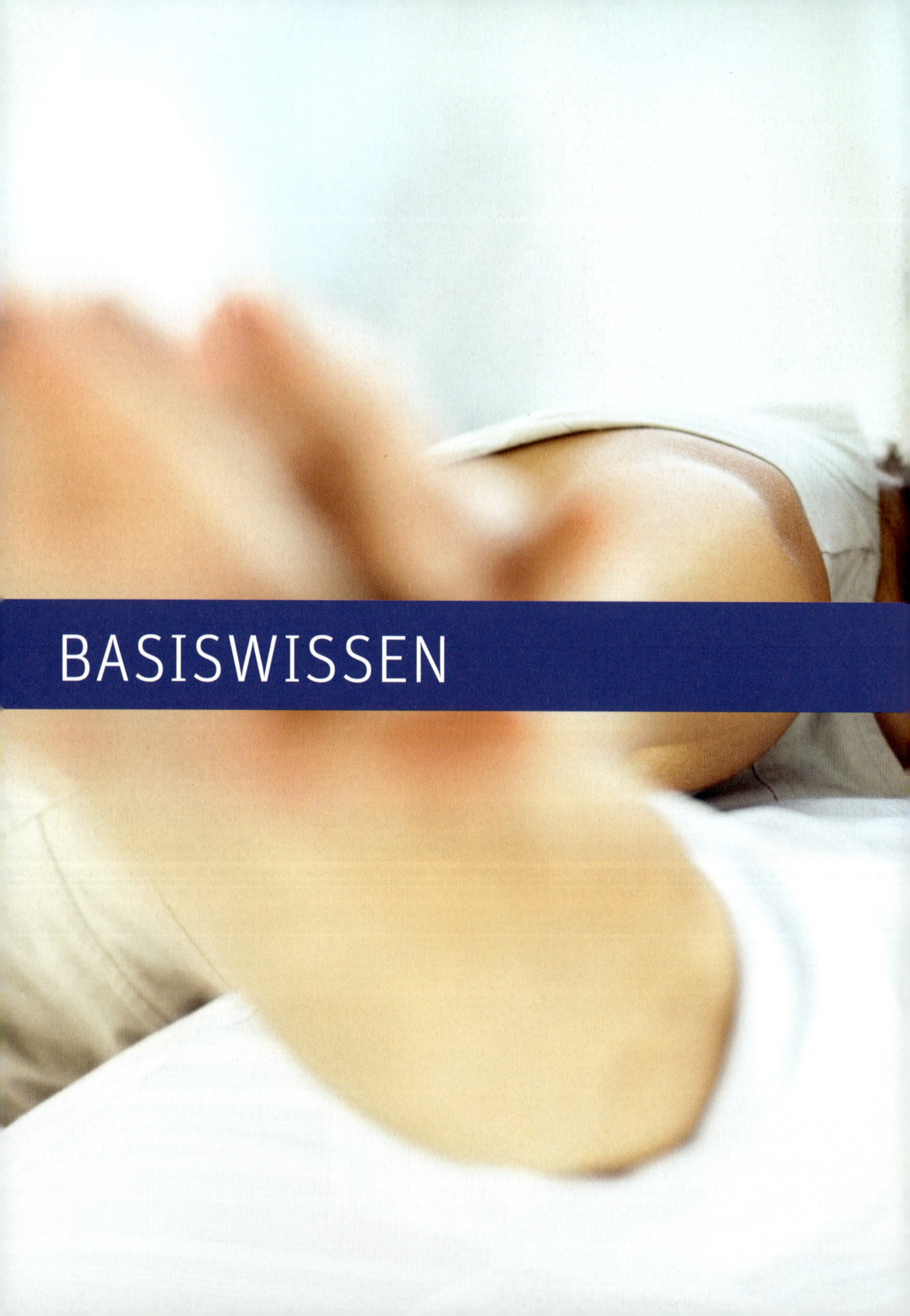

BASISWISSEN

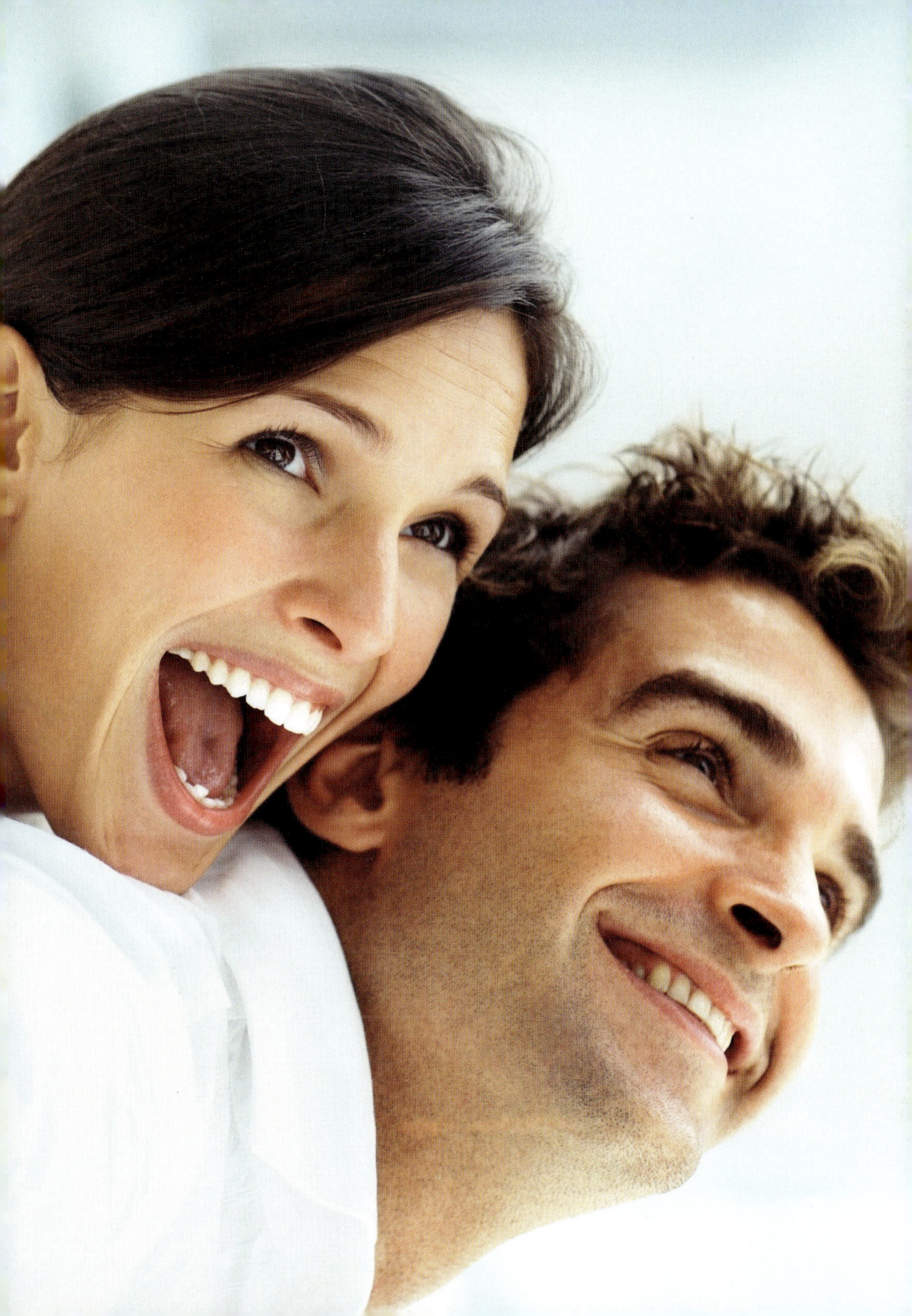

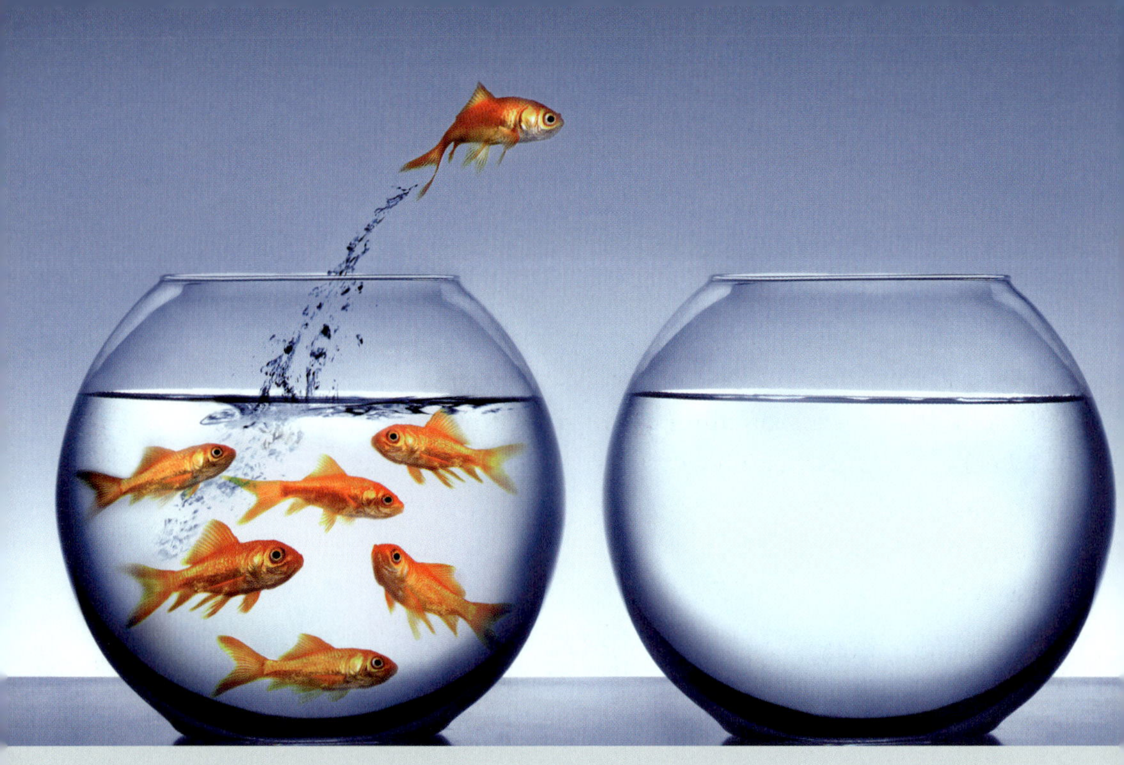

BodyReset: Eine Zwischenbilanz

Reset your Body – mit *BodyReset!*

So lautet das Urteil einer jungen Leserin, die sich viele Jahre mit Figurproblemen abgemüht hatte, bevor ihr mein Programm endlich den ersehnten Erfolg bescherte.

Durch die Arbeit der Fachinstitute, durch Mund-zu-Mund-Werbung zufriedener Anwenderinnen und die positive Resonanz: In den Medien sind bereits elf Auflagen meines Buches verkauft worden.

Das Resümee dieser jungen Frau ist stellvertretend für die Meinung vieler Menschen. Ich habe unzählige Rückmeldungen von Anwenderinnen erhalten, die mir die Wirksamkeit meiner Methode bestätigen.

Viele ästhetische und gesundheitliche Probleme hängen direkt mit unseren modernen Ess-, Trink- und Lebensgewohnheiten zusammen, die zu einer Säurebelastung führen, mit der unser Körper nicht mehr fertig wird.

Nicht das Glas Wein schadet oder das Stück Weißbrot oder die

Tasse Kaffee – nein, erst die Summe vieler kleiner Gewohnheiten und Defizite führt zu Ungleichgewichten in den empfindlichen Regelsystemen unseres Körpers.

Genau hier setzt die *BodyReset*-Methode an: Mit ihr ersetzen wir *falsche,* säurebildende durch *richtige,* basenbildende Gewohnheiten. Damit kann jeder Mensch seine Vitalität, seine Attraktivität und sein Wohlbefinden zurückgewinnen.

Adressen von ***BodyReset***-Fachberatungen, Hotels und Wellness-Einrichtungen erfahren Sie unter **www.bodyreset.com.**

Durchschnittlich verlieren alle *BodyReset*-ler in den ersten zwei Wochen zwei bis vier Kilo an den richtigen Stellen: Männer hauptsächlich am Bauch, Frauen an den Problemstellen Oberschenkel, Bauch und Po. Gleichzeitig verschwindet überschüssiges Wasser aus dem Körper.

Sie fühlen sich wesentlich leistungsfähiger, schlafen besser oder können sogar wieder durchschlafen. Anwenderinnen berichten, sie seien sogar gelassener geworden, würden sich nicht mehr so schnell ärgern und hätten weniger Kopfschmerzen. Die vielen positiven Veränderungen innerhalb kürzester Zeit machen Mut und führen generell zu mehr Selbstvertrauen und Lebensfreude.

Dank Anregungen, positiver Kritiken, Wünschen und Ideen von *BodyReset*-Anwenderinnen halten Sie jetzt eine vollständig überarbeitete neue Fassung in Händen.

Es hat mich positiv überrascht, wie viele Fachleute aus den Bereichen Gesundheit, Ernährung, Kosmetik und Wellness *BodyReset* selbst anwenden und in ihre eigenen Behandlungs- oder Therapieverfahren integrieren.

Teilen auch Sie mir Ihre Erfahrungen mit – das sind für mich wertvolle Informationen, um meine Methode noch besser, einfacher und wirksamer zu machen.

Inzwischen gibt es über 200 qualifizierte *BodyReset*-Fachberatungen. Dort können Sie sich unverbindlich darüber informieren, was speziell für Sie alltagstauglich und machbar ist und wie Sie Ihren Erfolg beschleunigen können.

Ich danke allen Menschen ganz herzlich, die mich unterstützt und ermuntert haben, meinen Weg zu gehen, und die mich durch ihre Anregungen und durch ihre Kritik weitergebracht haben.

Ihre

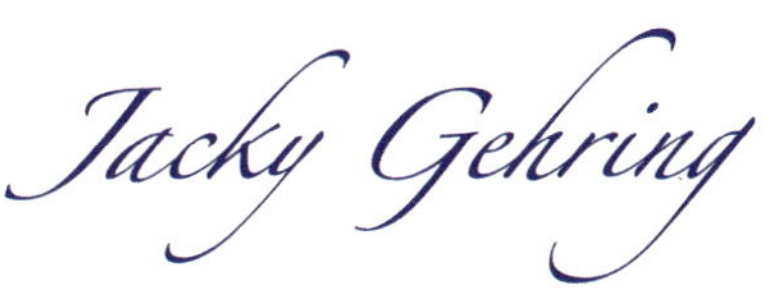

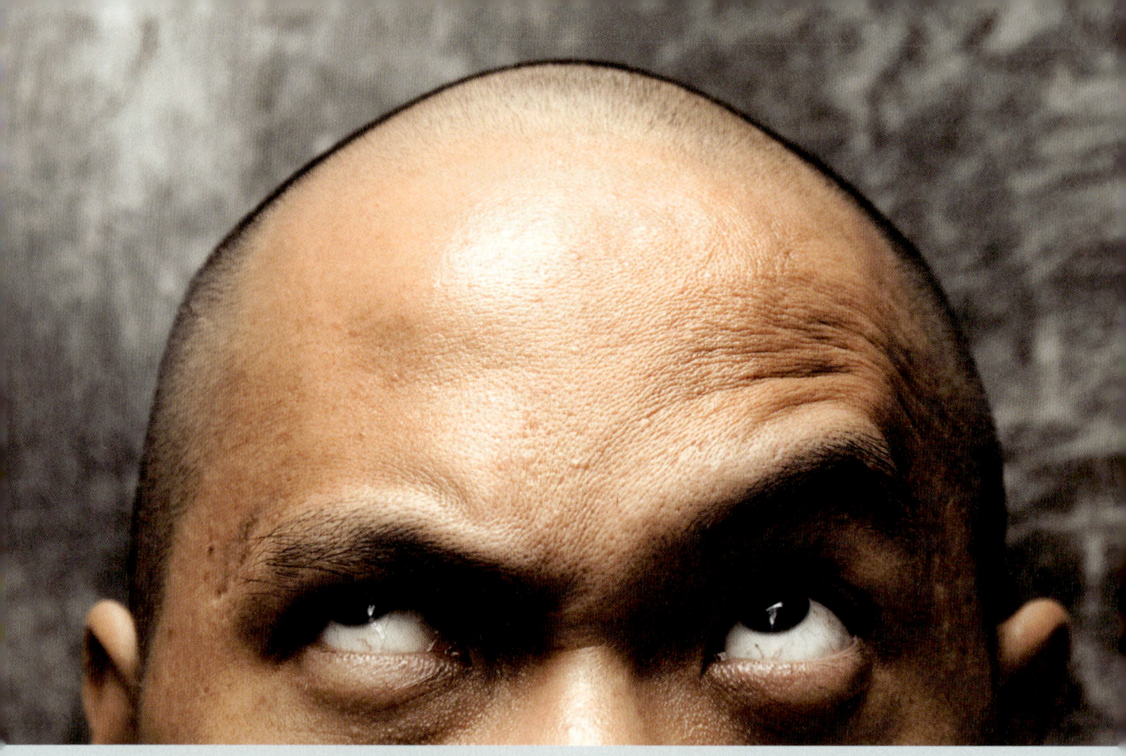

1 Viele Probleme – eine Ursache

Unser Körper funktioniert optimal, wenn wir uns im richtigen Verhältnis von Säuren und Basen sowie mit den richtigen Anteilen von Eiweiß, Fett und Kohlenhydraten ernähren und richtig trinken. Wir fühlen uns fit und gesund.

In der Regel sind Cellulite, Übergewicht und Haarverlust nicht erblich.

Was aber ist das richtige Verhältnis? Was heißt richtig trinken? Was braucht der Körper wirklich, um schlank und gesund zu bleiben? Woher kommen Cellulite, Übergewicht und Haarverlust?

Seit Jahren hält sich hartnäckig die Behauptung, das Beste sei eine vollwertige, fettarme Mischkost mit vielen Ballaststoffen, Kohlenhydraten, Vollkornprodukten, Früchten und rohem Gemüse. Würde das wirklich stimmen, dann müsste es doch eigentlich viel weniger kranke und übergewichtige Menschen geben. Das Gegenteil ist der Fall, wie jeder an den jährlich steigenden Krankenkassenprämien feststellen muss. Die Mehrzahl aller Frauen in der westlichen Welt haben Cellulite, immer mehr Menschen – Frauen und Männer – leiden schon in jungen Jahren an übermäßigem Haarverlust.

Fälschlicherweise sucht man die Ursachen vor allem in der Vererbung, d.h. bei den Genen. Hormone seien schuld am Haarverlust; ein schwaches Bindegewebe sei die eigentliche Ursache von Cellulite und Besenreisern; schließlich seien ja die Eltern und Geschwister ebenfalls übergewichtig.

Sicher können erbliche Vorbelastungen die Ausbildung gewisser Symptome begünstigen – sie sind jedoch nicht die eigentliche Ursache.

Was wir wirklich *erben* sind falsche Ess-, Trink- und Lebensgewohnheiten, die früher oder später zu diesen Symptomen führen. Sie alle haben die gleiche Ursache.

Die wirkliche Ursache ...

... ist ein Ungleichgewicht des Säure-Basen-Haushalts, das jeder selbst durch seine tägliche Nahrungs- und Getränkeaufnahme verursacht.

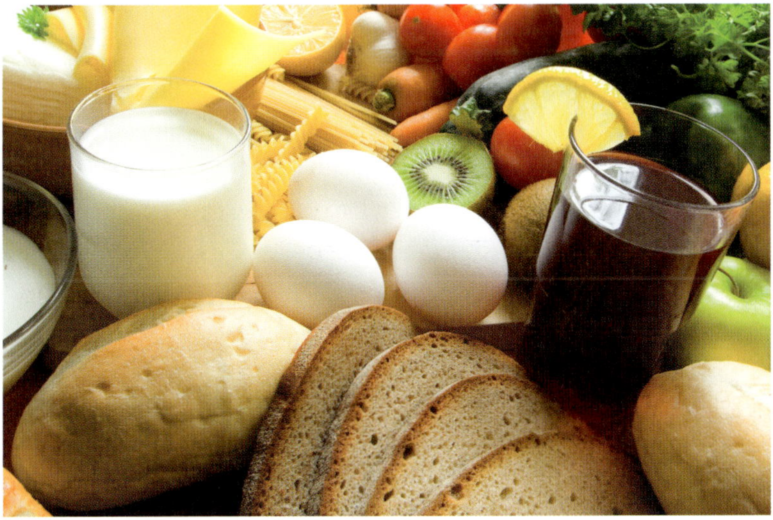

Das sind über 80 Prozent Säurebildner!

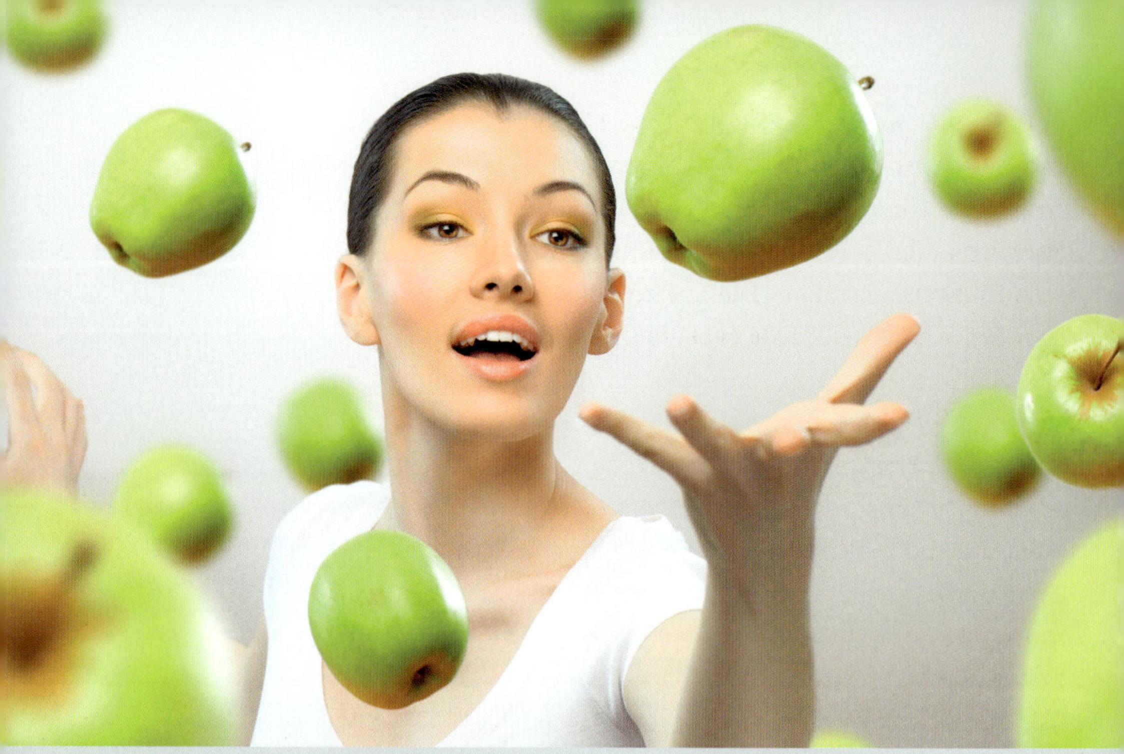

2 Regulationssystem Säure-Basen-Hausha

Der natürliche Kreislauf

Um zu verstehen, warum *BodyReset* funktioniert, brauchen Sie ein wenig Wissen über die biochemischen Funktionen Ihres Körpers.

Egal, wo Menschen lebten, sie hatten durch den natürlichen Kreislauf ihrer Tier- und Pflanzenwelt alle geeigneten Nahrungsmittel zur Verfügung, die ihr Organismus brauchte.

Der menschliche Körper ist, genauso wie der Organismus von Tieren und Pflanzen, sehr komplex und sensitiv. Seine Funktionen unterliegen wie alles, was lebt, den Naturgesetzen. Die ganze Natur strebt ein einziges Ziel an: **das Überleben.** Dies bedingt aber auch den ewigen Kreislauf von Leben und Sterben, von Fressen und Gefressenwerden.

Gehen wir nur 200 Jahre in der Menschheitsgeschichte zurück, vor den Anfang der Industrialisierung. Damals waren die Menschen noch in die natürliche Kette Natur – Bauer –

Markt eingebunden. Der Mensch aß, abhängig von der Jahreszeit, die jeweils verfügbaren Früchte und Gemüse, Nüsse, Wurzeln und Knollengewächse, Kräuter und Gewürze. Die Gewässer lieferten Fisch und Meeresfrüchte, Nutztiere lieferten Fleisch und Milch. Die klimatischen Bedingungen bestimmten, was die Natur hervorbrachte.

Nur 200 Jahre später …

… sieht die Situation anders aus. Durch Industrialisierung und immer schnellere und billigere Transportmöglichkeiten stehen uns fast alle Nahrungsmittel jederzeit zur Verfügung. Durch die rasante Entwicklung der chemischen Industrie kann heute das Wachstum von Pflanzen und Tieren künstlich beschleunigt werden, Schädlinge werden mit Pestiziden bekämpft, Massentierhaltung bleibt mit Antibiotika »gesund«. Dabei wird offensichtlich vergessen, dass der Mensch sich im Laufe von zwei Millionen Jahren mit seiner Ernährung entwickelt hat. Unser ganzer Organismus hat sich an die natürlich vorhandenen Nahrungsmittel angepasst und die Stoffwechselvorgänge darauf abgestimmt.

Großen Veränderungen in so kurzer Zeit kann sich der menschliche Körper evolutionär nicht anpassen, er wird krank.

Bedürfnisse des Stoffwechsels beachten

Wir essen und trinken, um unseren physischen Körper, der letztlich aus Milliarden von Zellen besteht, zu erhalten. Jede dieser Zellen unterliegt wiederum einem Wachstums-, Erhaltungs- und Sterbeprozess wie wir selbst auch.

Um unsere Zellen optimal zu ernähren, muss die zugeführte Nahrung verstoffwechselt werden. Durch biochemische Prozesse verschiedener Organe mit unterschiedlichen Funktionen wird Nahrung zerkleinert, verdaut und an ihren Bestimmungsort transportiert. Essen wir zu schnell, zu viel und zu einseitig, belasten und stören wir diese Prozesse.

Der Mensch ist, was er isst und trinkt.

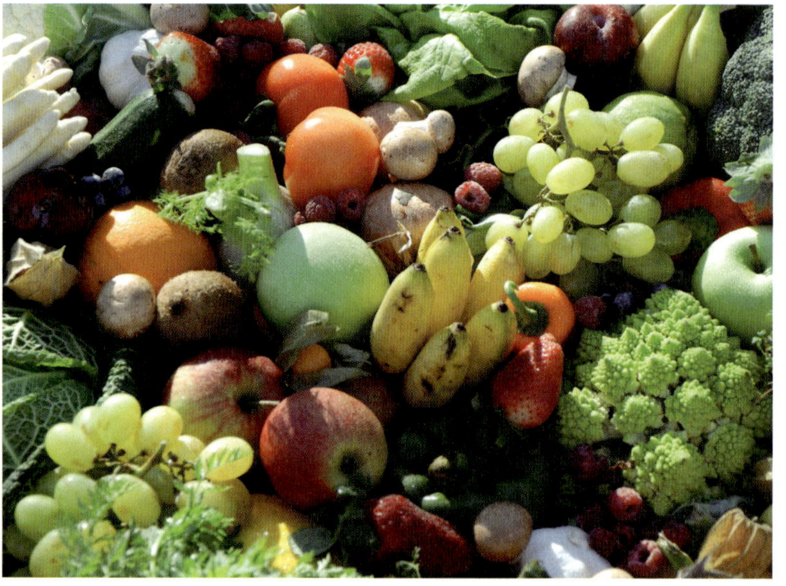

Diese Auswahl macht schlank und fit.

Unser Körper weiß, was er braucht und was nicht. Was er brauchen kann, wird über unser Blutkreislaufsystem verteilt. Was er nicht brauchen kann, wird über unser Lymphsystem und unsere Ausscheidungsorgane entsorgt.

Was wir essen und trinken wird durch verschiedene Stoffwechselprozesse in körpereigene Substanzen umgebaut. Damit ist die Qualität unserer Körperzellen direkt von der Qualität unserer Lebensmittel abhängig.

Gesund bleiben kann unser Körper nur unter Einhaltung und Erhaltung gleichbleibender Bedingungen. Das sind die selbstregulierenden biologischen Prozesse, die alles Leben aufrechterhalten.

Um optimal zu funktionieren braucht unser Körper

- Kohlenhydrate, Fette und Eiweiß in der richtigen Kombination und im richtigen Mengenverhältnis
- Wasser – mindestens 30 ml (0,03 Liter) pro Kilo Körpergewicht (Beispiel: 0,03 Liter x 60 kg = 1,8 Liter)
- Mineralstoffe, Spurenelemente und Vitamine, damit der Stoffwechsel optimal arbeiten kann (Zink ist zum Beispiel an über 300 enzymatischen Vorgängen beteiligt)
- Mindestens doppelt so viele Basen wie Säuren

Der Säure-Basen-Haushalt

Unser Körper besitzt vier wichtige Grundregulations-Systeme: Wasserhaushalt, Sauerstoffhaushalt, Elektrolythaushalt und Säure-Basen-Haushalt.

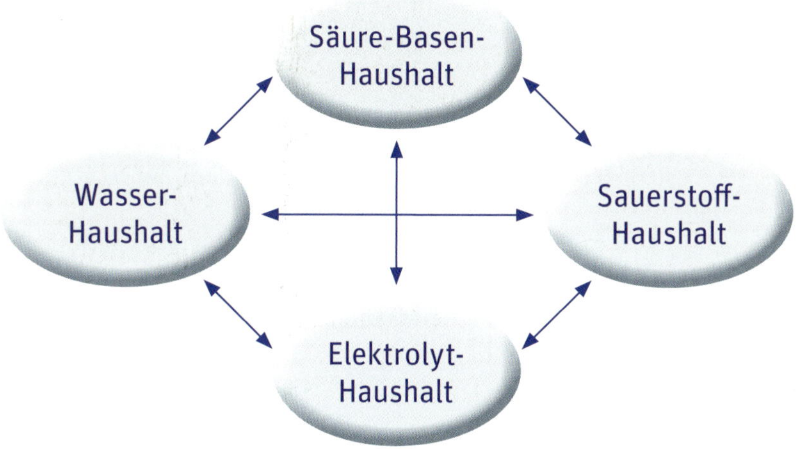

Die Bedeutung von Säuren und Basen für unser Wohlbefinden ist schon seit Langem bekannt. Nicht umsonst sagt der Volksmund: »Bist du heute aber sauer!« Von sich selbst meint man oft: »Ich bin heute wieder ausgelaugt.«

Diese vier Grundregulations-Systeme sind abhängig voneinander; durch verschiedene Wechselwirkungen sorgen sie für die Aufrechterhaltung des Fließgleichgewichts der Körperflüssigkeiten und für den reibungslosen Ablauf aller Stoffwechselvorgänge.

Die wichtigste Bedingung ist ein ausgeglichener Säure-Basen-Haushalt. Er reguliert Atmung, Kreislauf, Verdauung, Ausscheidung, Hormonproduktion, Abwehr, Immunität und vieles mehr.

Säuren und Basen im Körper unterliegen einem natürlichen Rhythmus wie Ebbe und Flut. Dieser Rhythmus ist biologisch gesteuert und wird von unseren Ess- und Trinkgewohnheiten, von körperlichen Aktivitäten und unserem Wohlbefinden beeinflusst. Ihren eigenen, aktuellen Übersäuerungsgrad können Sie anhand einer Urin-Messung feststellen. Anleitung und Tabelle finden Sie auf Seite 81 f.

Der pH-Wert gibt an, wie sauer oder basisch eine Flüssigkeit ist. Er kann mit sogenannten Indikatorstreifen gemessen werden.

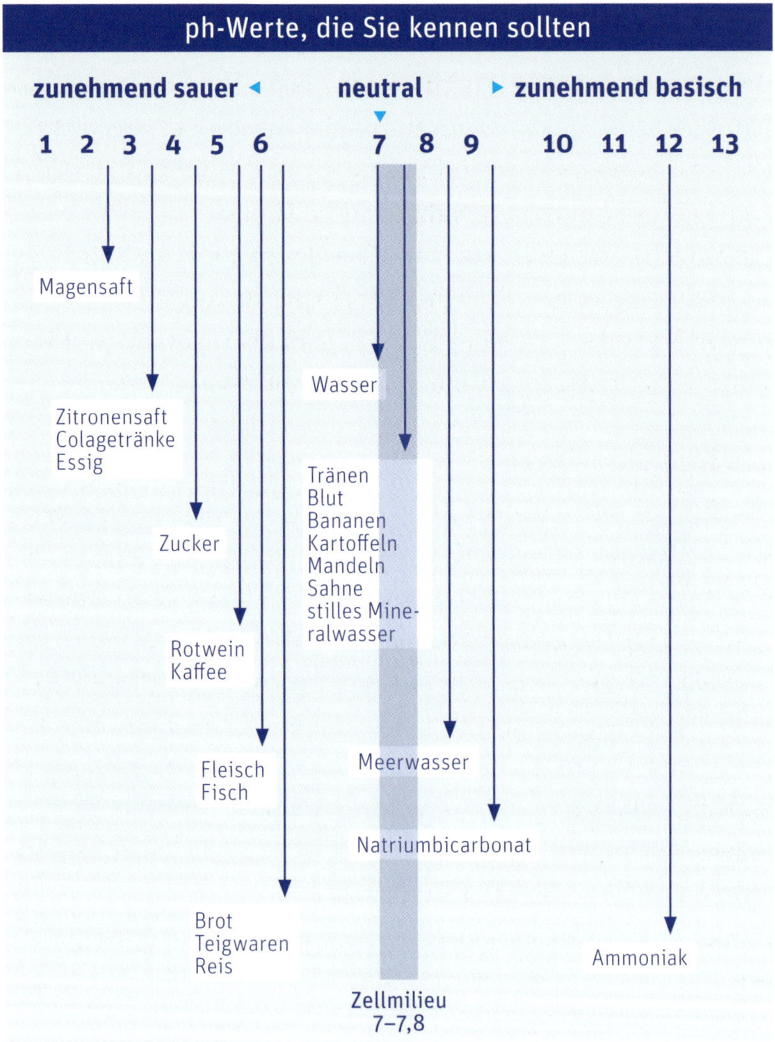

pH-Werte werden in Zehnerpotenzen angegeben. Von pH-Wert zu pH-Wert verschiebt sich die Konzentration der Wasserstoff-Ionen um den Faktor 10.

Das heißt, pH 6 ist 10-mal saurer als pH 7, pH 5 ist bereits 100-mal saurer als pH 7.

Basen und Säuren kommen überall in der Umwelt vor. Wie sauer oder basisch ein Stoff ist, wird mit dem pH-Wert (lat. potentia hydrogenii) ausgedrückt – er gibt die Konzentration der Wasserstoff-Ionen in wässrigen Lösungen an. Auf einer Skala von 1 bis 14 bezeichnet er die saure beziehungsweise basische Reaktion eines Stoffes. Neutral ist ein pH-Wert von 7. Werte unter 7 sind zunehmend sauer, Werte über 7 zunehmend basisch.

pH-Werte von Körperflüssigkeiten

Die meisten Lebensvorgänge in unserem Organismus funktionieren am besten in neutralem bis leicht basischem Milieu. Ausnahmen davon bilden nur unsere Ausscheidungen (Schweiß, Urin) und die Salzsäure im Magen.

Die Magensäure leitet die Eiweißverdauung ein und tötet mit der Nahrung aufgenommene schädliche Bakterien ab.

Der pH-Wert des Urins bewegt sich je nach Tageszeit und Verdauung zwischen sehr sauer, neutral und basisch.

pH-Werte unseres Körpers

Blut	7,35–7,45
Zelle	6,9
Gallensaft	8,0
Bauchspeichel	8,0
Muskelgewebe	6,9
Urin	4,5–8,0
Speichel	6,5–7,5
Samenflüssigkeit	7,5–8,0
Magensäure	1,2–3,0
Fruchtwasser	7,9

Das Maß aller Dinge

Das Blut, die wichtigste Körperflüssigkeit, hat einen relativ konstanten pH-Wert von 7,4, der auch im Extremfall nur zwischen 7,35 und 7,45 schwanken darf. Bereits geringfügige Abweichungen davon können sich tödlich auswirken.

Damit ist der konstante pH-Wert unseres Blutes das Maß aller Dinge! Viele unserer gesundheitlichen Probleme sind der Preis, den wir dafür bezahlen müssen. Bevor wir an einer Blutübersäuerung sterben, verlieren wir unsere Zähne oder Haare, bekommen Übergewicht, Besenreiser, Cellulite, Reiterhosen usw. Denn unser Körper ist ein wahrer Künstler, was er alles bewerkstelligt, um eine tödliche Bedrohung abzuwenden.

Der pH-Wert des Blutes ist für unsere Gesundheit ganz entscheidend. Er ist das Maß aller Dinge.

In unserem Körper entstehen laufend saure Stoffwechselabfälle. Um den konstanten pH-Wert des Blutes zur Erhaltung aller Lebensfunktionen und Stoffwechselvorgänge zu gewährleisten, verfügt unser Organismus über verschiedene Puffersysteme.

Dadurch erhält er sich gleichbleibende Bedingungen, unter denen alle biochemischen Vorgänge optimal ablaufen und alle Hormone, Enzyme und Bakterien ihre Funktionen erfüllen können.

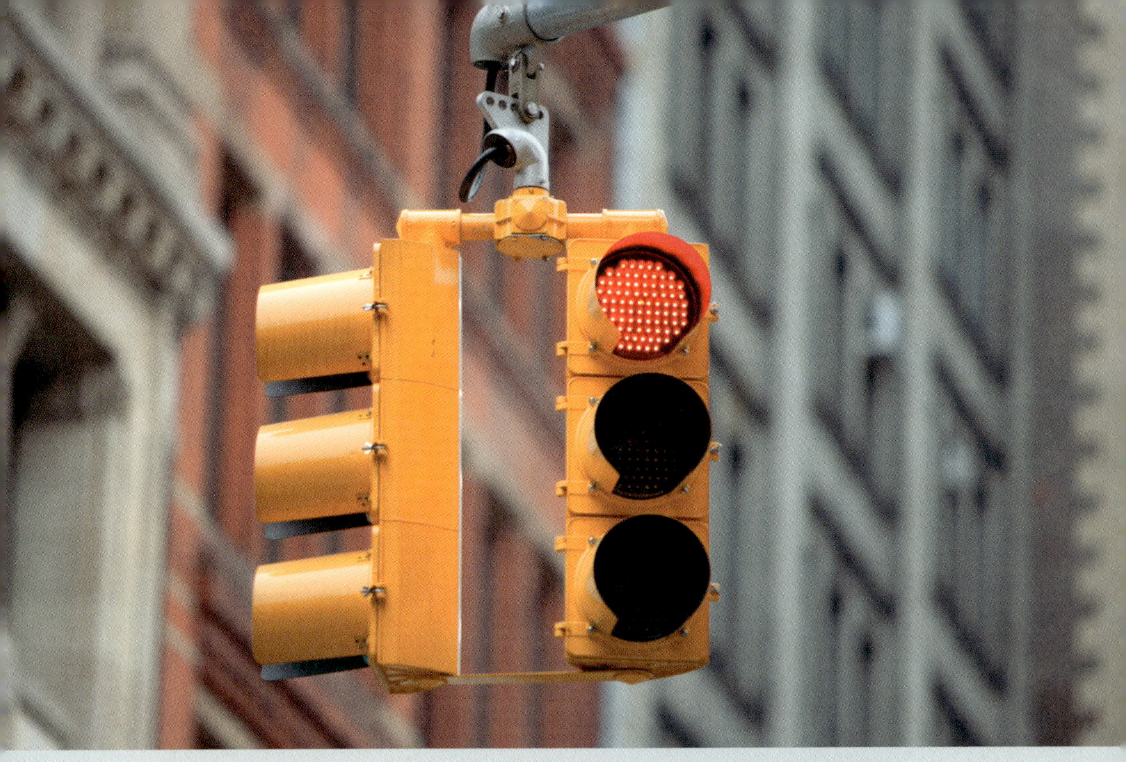

3 Übersäuerung und ihre Folgen

Bitte denken Sie daran: Wir führen unserem Körper Säuren nicht nur über die Nahrung zu, er produziert sie auch selbst. Mineralstoffe und basische Lebensmittel hingegen müssen dem Organismus immer von außen zugeführt werden.

Unser Körper braucht Basen, um schön und gesund zu bleiben. Eigentlich müssten wir unserem Organismus mit Essen und Trinken mindestens 70 % Basenbildner und nur 30 % Säurebildner zuführen, um gesund zu bleiben. Dieses Verhältnis hat sich in der Realität genau umgekehrt. Wir nehmen über 70 % säurebildende und nur noch etwa 20 % – 30 % basenbildende Nahrungsmittel zu uns.

Nicht nur Genussmittel wie Süßigkeiten, Kaffee, Alkohol und Limonaden, auch viele *gesunde* Nahrungsmittel wie Milch- und Getreideprodukte bilden im Stoffwechsel eine Flut verschiedener Säuren.

Auch unsere Lebensumstände, denen wir größtenteils nicht entfliehen können, tragen zur Übersäuerung bei. Stress, Leistungsdruck und Ärger z. B. lösen im Körper saure Stoffwechselreaktionen aus.

Unter normalen Bedingungen werden Säuren abgepuffert. Dazu braucht der Körper basische Mineralstoffe und Spurenelemente. Versorgen wir unseren Körper nicht mit diesen ausgleichenden Basenspendern, beginnt ein Teufelskreis.

Der Organismus raubt die zur Neutralisierung benötigten Mineralstoffe – allen voran Kalzium und Magnesium, aber auch Kalium, Eisen, Zink etc. – aus den körpereigenen Depots in Knochen, Haarboden, Blutgefäßen, Gewebe und Organen. Damit bindet er die Säuren zu für das Blut harmlosen Neutralsalzen, im Volksmund auch Schlacken genannt. Diese werden normalerweise über die Nieren ausgeschieden.

Bei einem vorübergehenden Säureüberschuss nimmt das Bindegewebe diese Neutralsalze erst einmal auf, um die Nieren, die relativ langsam arbeiten, nicht zu überlasten. Die Ausscheidung erfolgt dann in stoffwechselruhigen Zeiten. Bei einem permanenten Säureüberschuss verbleiben die Schlacken im Bindegewebe. Das Zwischenlager wird zum Endlager, wie jede Cellulite und jeder Bierbauch beweist.

Nicht weniger essen, sondern richtig kombinieren heißt die Zauberformel bei BodyReset.

Mit 70 Prozent Basenbildnern und 30 Prozent Säurebildnern vermeiden Sie Mineraliendefizite, Verschlackung und Problemzonen.

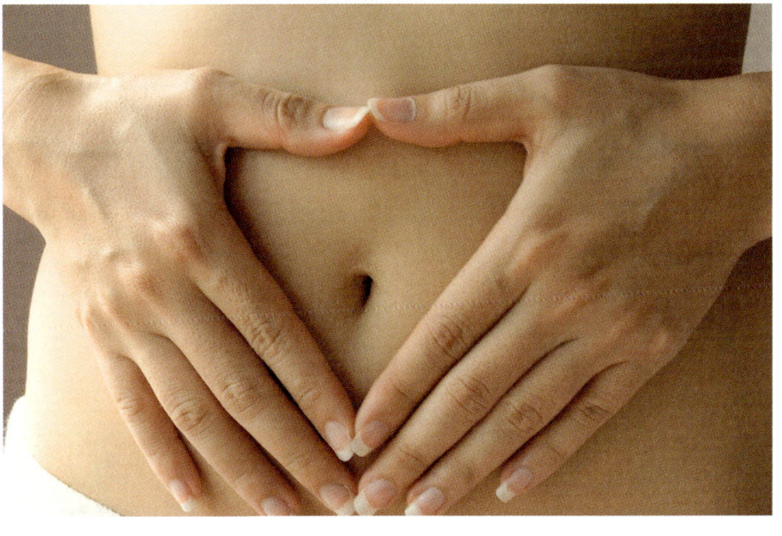

Aus Liebe zum positiven Bauchgefühl

Schon sauer in den Tag?

Selbst wenn wir nach den herkömmlichen Kriterien einer gesunden und vernünftigen Ernährung leben, landen wir schnell im sauren Bereich, wie die folgenden Speisepläne zeigen:

	Normal		Gesundheitsbewusst		nach BodyReset	
Frühstück	Kaffee Kaffeerahm Zucker Brot Butter Marmelade	S S S S N S	Orangensaft Kaffee Magermilch Süßstoff Müsli mit Beeren Ricotta	S S S S S S N	300 ml Basenwasser Kaffee mit Sahne 200 ml Basenwasser Weiches Ei Fruchtsalat aus Melone/Banane Sahne Mandelsplitter	B S B B N B N B
Zwischenmahlzeit	Fruchtjoghurt	S	Lightjoghurt	S	süße Birne	B
Mittag	Cola oder Limonade grüner Salat Fleisch mit Bratensauce Risotto	S B S S S	Cola light oder Lightlimonade grüner Salat Fisch gedünstet mit Zitrone Vollreis Spinat	 S B S S S S	Apfel- od. Traubensaft mit 60% Basenwasser grüner Salat Fisch mit Sahnesauce Salzkartoffeln Brokkoli	 B B S B B B
Zwischenmahlzeit	Käsebrot	S	Geflügel-Vollkornbrot	S	Banane	B
Abend	Bier/Wein Limonaden Spaghetti Tomatensauce	S S S S	Mineralwasser Gurkensalat Vollkornspaghetti Tomatensauce	N B S S	Basenwasser Rotwein Kartoffel- Zucchini-Auflauf	B S B
S = Sauer B = Basisch N = Neutral	**ca. 90 % sauer** **ca. 10 % basisch**		**ca. 84 % sauer** **ca. 16 % basisch**		**ca. 15 % sauer** **ca. 85 % basisch**	

Wer normal isst und trinkt, übersäuert den Organismus. Fatalerweise kann aber auch eine gesundheitsbewusste und kalorienreduzierte Ernährung zu einer permanenten Übersäuerung mit all ihren Folgen führen. Durch den Abbau von körpereigenen basischen Mineralstoffen und Spurenelementen aus den Depots in Knochen, Zähnen, Haarboden und Blutgefäßen entstehen einerseits ein massiver Mineralstoffverlust und andererseits ein Aufbau von belastenden Schlackendepots. Viele unserer sogenannten Zivilisationskrankheiten stehen in ursächlichem Zusammenhang mit einem gestörten Säure-Basen-Haushalt.

Schlackenspeicher Nr. 1: Das Bindegewebe

Eine Schlüsselrolle im Kampf gegen überschüssige Säuren spielt das Bindegewebe. Es umgibt Zellen und Organe und ist die Transitstrecke für alle Nähr- und Schlackenstoffe. Das heißt: Jeder Nährstoff, der vom Blut ins Gewebe übertritt, muss zuerst das Bindegewebe durchwandern, ehe er in der Zelle ankommt. Jeder Schlackenstoff passiert das Bindegewebe, bevor er ausgeschieden wird. Das Bindegewebe ist aufgrund seiner Struktur in der Lage, schädliche Säuren, Gifte und Stoffwechselabfälle aller Art aufzunehmen und bis zu einem gewissen Grad wie eine Abfalldeponie zu speichern, ohne dass es zur Ausbildung akuter Beschwerden kommt.
Die Menge dieser Abfälle bestimmen wir selbst – hauptsächlich durch unsere täglichen Ess- und Trinkgewohnheiten. Je größer die Mülldeponie, desto gravierender die Auswirkungen auf Aussehen und Gesundheit.

Depot Bindegewebe

Während der stoffwechselruhigen Zeit können die Nieren die zwischengelagerten Säuren aus dem Bindegewebe zur Ausscheidung bringen. Deshalb wird das Bindegewebe auch als *Vor-Niere* bezeichnet.

Was passiert im Säureüberschuss?

Versuchen Sie einmal, Milch (Eiweiß) mit Zitronensaft (Säure) zu mischen. Die Flüssigkeit bricht und dickt ein. Unsere Körperflüssigkeiten sind ebenfalls eiweißhaltig – kommt zu viel Säure hinzu, geschieht das Gleiche. Ähnlich wie beim Stau auf der Autobahn, der den ganzen Verkehr zum Erliegen bringt, wird durch eingedickte Körperflüssigkeiten die Versorgung der Zellen mit lebensnotwendigen Nährstoffen und Sauerstoff immer mangelhafter und kommt im schlimmsten Fall ganz zum Erliegen. Dadurch werden noch mehr saure Stoffwechselschlacken gebildet, der Teufelskreis schließt sich.
Neben dem Säure-Basen-Haushalt spielen bei der Entstehung unserer Probleme vier weitere Regelsysteme eine wichtige Rolle:

- Unser Wasserhaushalt
- Unser Mineralstoffhaushalt
- Unser Lymphsystem
- Unsere Haut.

Zu viele Säuren verhindern den freien Lauf der Körperflüssigkeiten!

Das Lymphsystem – unsere Müllabfuhr

Mehr zum Lymphsystem und seinen Funktionen können Sie im Bericht »Leise Wellen gegen Dellen« von Jacky Gehring nachlesen unter Fachberichte *www.bodyreset.com*

Das wichtigste Transportsystem für unsere Stoffwechselabfälle ist die Lymphe. Die Lymphgefäße haben die Aufgabe, verbrauchte Flüssigkeit, Zelltrümmer, Eiweißreste, Staub- und Rußpartikel aufzunehmen und über die Lymphstämme abzutransportieren. Auch der Darm besitzt Lymphgefäße; sie sind zuständig für den Abtransport von langkettigen Fettsäuren aus dem Dünndarm. Unsere Lymphe ist somit die Müllabfuhr. Nun arbeitet unser Lymphsystem aber leider nicht wie der Blutkreislauf, es besitzt keine »Pumpe«. Nur wenn wir uns bewegen, drücken die Muskeln durch Kontraktion auf ihre Umgebung. Dank dieser sogenannten Muskelpumpe und entsprechenden Klappen in den Lymphbahnen wird die Lymphe richtungsorientiert weitertransportiert.

Bewegungsmangel begünstigt die Ansammlung von Schlackenstoffen

Zu wenig Bewegung beeinträchtigt den Lymphfluss. Die Folge: Es sammeln sich vermehrt Schlackenstoffe im Gewebe an.

Ist die Muskulatur aufgrund von Bewegungsmangel nur gering ausgeprägt, kann es durch die leistungsschwache Muskelpumpe zu erheblichen Beeinträchtigungen des Lymphflusses kommen. Meist geht die schwach ausgebildete Muskulatur einher mit einem schlaffen, lockeren Bindegewebe. Das wirkt sich zusätzlich negativ auf den Abtransport der Lymphflüssigkeit aus. Die Folgen sind eine vermehrte Ansammlung von Schlackenstoffen im Gewebe und eine schlechte Entgiftung und Filtration der Lymphflüssigkeit in den Lymphknoten. Durch Bewegung (Treppensteigen, zügiger Spaziergang etc.) und Sport aktivieren Sie Ihr Lymphsystem.
Neben körperlicher Betätigung gibt es auch noch einen anderen Weg, die Lymphe zu vermehrter Tätigkeit anzuregen: Mit einer manuellen oder mechanischen Lymphdrainage helfen Sie Ihrem Körper, sodass er ein Mehrfaches an gelösten Schlacken abtransportieren kann. **Sehr wichtig: Viel trinken!**

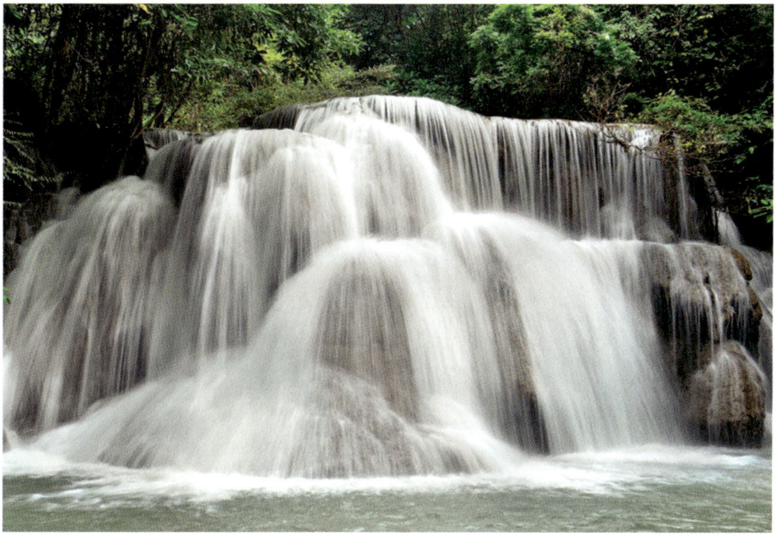

Wir bestehen aus 70 Prozent Wasser, dem wichtigsten Element unseres Körpers!

Wasser – unser einziges Transportmedium

Neben dem Elektrolyt- und Säure-Basen-Haushalt stellt der Wasserhaushalt die Grundlage für den reibungslosen Ablauf sämtlicher Stoffwechselprozesse dar.
Etwa 70 % des menschlichen Körpers bestehen aus Wasser. Wasser ist Bestandteil des Blutes, der Lymphflüssigkeit, der Verdauungssäfte und der Körperzellen. Es ist Lösungs- und Transportmittel für die Nährstoffe. Mit Wasser werden aber auch giftige Stoffwechselschlacken abtransportiert. Trinken wir chronisch zu wenig, kann der Körper nicht ordentlich entsorgen – es sammeln sich vermehrt Gifte in den Zellen und im umliegenden Bindegewebe an. Auf diese Weise blockieren wir das Bindegewebe und damit die gesamte Zellversorgung und Zellentsorgung.
Der Mensch verliert bereits ohne große sportliche Anstrengung zwischen 1 und 1 ½ Liter Flüssigkeit pro Tag über Haut, Atemluft, Urin und Stuhlgang. Deshalb sollten Sie jeden Tag mindestens 0,03 Liter pro kg Körpergewicht (Berechnung siehe S. 16) trinken, am besten basisches Aktivwasser und basische Kräutertees.

Limonaden, Milch- und Lightgetränke sind KEINE Getränke, sondern Säurebildner und mitverantwortlich für viele ästhetische und gesundheitliche Probleme.

Leider trinken wir oft zu wenig und zudem auch noch das Falsche. Kaffee, schwarzer Tee, Alkohol und Limonaden sind säurebildende und dehydrierende Getränke, d. h., sie führen nicht nur das Wasser ab, in dem sie gelöst sind, sondern zusätzlich auch noch Wasser aus den Reserven des Körpers. Auf diese Weise entziehen sie dem Körper Wasser und belasten dadurch den Stoffwechsel. Daher ist es in Italien oder auch in Österreich Sitte, zu Espresso, Cappuccino oder auch einfachem Kaffee ein Glas Wasser zu servieren.

Was wir trinken und wie viel wir trinken spielt eine große Rolle bei der Entstehung, aber auch beim Abbau von Schlacken. Nur ein gut durchspülter Organismus kann optimal entschlacken.

! **Merken Sie sich:** Je mehr Sie trinken, desto mehr scheiden Sie aus, und umso schneller werden Sie Ihre Schlacken los!

Milch auf dem Prüfstand

Milch als Getränk enthält zwar viel wertvolles Kalzium, aber auch große Mengen an schädlichen Phosphaten. Der verstorbene *Dr. Benjamin Spock,* Amerikas führende Autorität auf dem Gebiet der Kindermedizin und Autor des Bestsellers *Baby and Child Care* sprach sich strikt gegen Kuhmilch als Nahrungsmittel für Kinder aus. Sie löse Blutarmut, Allergien und insulinabhängige Diabetes aus. Außerdem schaffe sie bei Kindern langfristig die Voraussetzungen für Fettleibigkeit und Herzkrankheiten, die häufigste Todesursache in Amerika.

Gut zu wissen
Weiterführende Informationen finden Sie unter: www.milchlos.de.

Aufgrund ihres hohen Eiweißgehalts, der zu einem Calciumabbau in den Knochen führt, können Milchprodukte sogar Osteoporose verursachen und sie nicht verhindern. Meiner Erfahrung nach wird eigentlich nur Käse in Kombination mit Kartoffeln und das Milchfett, wie es in Butter und in Sahne enthalten ist, problemlos verstoffwechselt.

Mineralstoffe: Grundbausteine biochemischer Vorgänge

Spurenelemente und Mineralstoffe (Elektrolyte) halten uns gesund, schön und leistungsfähig. Sie sind an allen Stoffwechselvorgängen beteiligt. Sie verleihen unserem Körper Festigkeit, sind unter anderem wichtig für die Energiegewinnung, die Nervenfunktionen, den Bau von Enzymen und für das Immunsystem. Sie sind Bestandteil der Körperflüssigkeiten und spielen eine wichtige Funktion bei der Neutralisierung von Säuren.

Mineralstoffe und Spurenelemente

- Stabilisieren die Zellmembranen
- Hemmen oder aktivieren Enzyme
- Bauen Säure-Basen-Puffer auf
- Neutralisieren Säuren und Giftstoffe
- Sind Bestandteile aller festen Körpergewebe

Bei ungenügender Zufuhr kommt es zu

- Stoffwechseldefekten aufgrund schlechter Enzymbildung
- Übersäuerung des Organismus
- Abbau körpereigener Mineralstoffdepots (Haut, Haare, Nägel, Knochen, Knorpel, Zähne etc.)

Übersäuerung geht immer mit einer Entmineralisierung des Körpers einher. Je stärker ein Organismus übersäuert ist, desto größer ist sein Bedarf an Mineralstoffen zur Neutralisierung vorhandener Säuren und zum Wiederauffüllen geleerter Mineralstoffdepots.

Mineralstoffe und Spurenelemente spielen bei der Entstehung, aber auch beim Abbau von Neutralsalzen eine wichtige Rolle. Vor allem Kalzium, Kalium, Magnesium und Eisen werden zur Neutralisation von Säuren verbraucht. Je größer der Säureüberschuss in der täglichen Nahrung, desto höher ist der Mineralstoffbedarf des Organismus.
Werden dem Körper zu wenig Mineralstoffe zugeführt, besteht zum einen die Gefahr, dass er körpereigene Mineralstoffdepots plündert, zum anderen baut er keine Schlacken ab.

Die Haut: unser größtes Ausscheidungsorgan

Mit etwa zwei m^2 Oberfläche ist die Haut unser größtes Ausscheidungsorgan. Früher wurde überschüssige Säure durch körperliche Arbeit ausgeschwitzt. Heute ist die Säureausscheidung durch zunehmenden Bewegungsmangel deutlich gemindert. Lediglich in der Sauna machen wir uns diesen Reinigungseffekt zunutze. Um Nieren, Lunge und Darm während einer Entschlackungskur zu entlasten, sollten Sie die Haut zur Ausleitung von Giften und Säuren nutzen.

Alles was über die Haut ausgeschieden werden kann, entlastet die übrigen Stoffwechsel- und Ausscheidungsorgane.

Die meisten kosmetischen Pflegeprodukte haben einen sauren pH-Wert (pH-Wert 5,5 – 5,8). Damit erschweren wir der Haut die Ausscheidung von Säuren. Mit basischer Kosmetik (pH-Wert über 7) geben wir der Haut den Neutralwert von Wasser. So pflegen wir die Haut, ohne sie zu verschließen und zu belasten.

Zur Entlastung sollten Sie so oft wie möglich basische Fußbäder machen und sich auch ab und zu ein basisches Vollbad gönnen. Basische Hautpflege hat auch noch andere positive Nebeneffekte. Meine Klientinnen berichten oftmals von lästigen Fuß- und Nagelpilzen. Pilze gedeihen besonders gut bei sauren pH-Werten zwischen 6 und 3,5. Durch basische Lösungen entziehen Sie vorbeugend dem Pilz seine saure Lebensgrundlage.

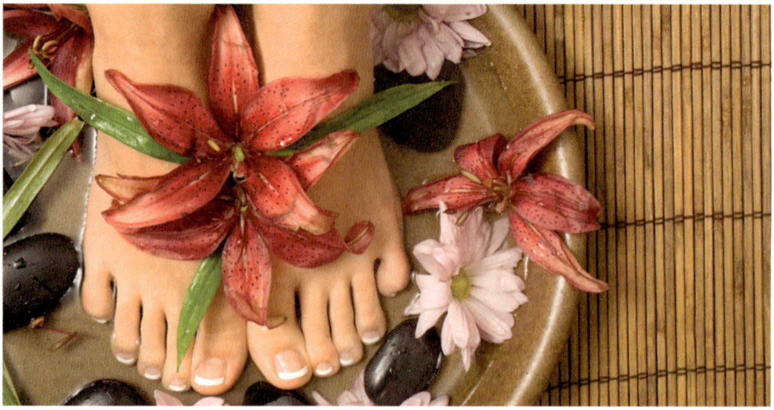

Basische Fußbäder für geplagte Gliedmaßen

Übersäuerung hat viele Gesichter

In den vielen Jahren meiner Tätigkeit als Ernährungspraktikerin ist mir eines klar geworden: So unterschiedlich Symptome wie Cellulite, Besenreiser, Haarverlust und Hautprobleme auch sein mögen – sie haben eine gemeinsame Ursache: Sie alle sind unübersehbare Zeichen eines gestörten Säurestoffwechsels.

Wir bezahlen einen hohen Preis, wenn wir uns nicht an die Regeln halten, die die Natur geschrieben hat. Aber sie verzeiht auch erstaunlich schnell.

Cellulite

Der weibliche Organismus hat eine höhere Speicherfähigkeit als der männliche. Eine Frau kann Säure- und Schlackenstoffe besser zwischenlagern. Dies hängt zum einen mit der spezifischen Struktur des weiblichen Bindegewebes zusammen, zum anderen mit der Menstruation, mit der jeden Monat eine begrenzte Menge zwischengelagerter Schlacken ausgeschieden werden kann. Wird jedoch die Ausscheidungskapazität überschritten, bleiben die Schlacken im Depot Bindegewebe zurück und bilden sich zu Cellulite aus.

Zunächst sind feine Verdichtungen unter der Haut tastbar. Es handelt sich vor allem um Einlagerungen von Neutralsalzen, die zuerst an den Außenschenkeln als Orangenhaut sichtbar werden. Die Einlagerungen behindern den freien Lauf der Körperflüssigkeiten. Überall, wo sich dieser Strom verlangsamt, hinterlässt er einen Teil seiner mitgeführten Schlacken. Cellulite breitet sich aus, und sogenannte Reiterhosen entstehen. Innenschenkel, Bauch, Po und Oberarme entwickeln sich zur dauerhaften Mülldeponie.

Verständlich, dass alle Bemühungen von außen nicht fruchten, wenn nicht gleichzeitig eine Umkehr im Körper passiert.

Mit meinen Maßnahmenkombinationen bringen Sie die Schlacken in einen ausscheidungsfähigen Zustand, damit sie via Lymphe, Nieren und Darm Ihren Körper für immer verlassen können!

Haarverlust

Immer mehr Menschen leiden unter Haarproblemen. Die Kopfhaare dünnen aus, sie verlieren ihren Glanz, werden spröde und brüchig oder fallen ganz aus. Übermäßiger Haarverlust ist für viele Menschen ein großes Problem.

Die meisten Frauen und Männer glauben bis heute, dass Glatzenbildung und Haarausfall ausschließlich hormonell oder genetisch bedingt sind und finden sich mit ihrem Schicksal ab. Tatsache ist jedoch, dass auch der Hormonhaushalt im Zusammenhang mit dem Säure-Basen-Haushalt funktioniert. War Haarverlust früher eher eine Männersache, so sind heute vermehrt auch Frauen – oft schon in jungen Jahren – davon betroffen. Falsche Ernährung, Doppelbelastung in Beruf und Familie, Substanz verzehrende körperliche Belastung in Schwangerschaft und Stillzeit führen dazu, dass sie ständig im roten (= sauren) Bereich leben. Nach den Wechseljahren potenzieren sich ihre Probleme noch, da die entlastende Menstruation wegfällt.

Natürlicherweise verlieren wir etwa 40 bis 100 Haare täglich. Es wachsen aber keine neuen Haare mehr nach, wenn die Haarwurzeln nicht ausreichend mit Nährstoffen versorgt werden können.

Der Mann hat – im Gegensatz zur Frau – keine Depotmöglichkeiten für überschüssige Säuren. Er muss alle anfallenden Säuren sofort neutralisieren. Dafür verbraucht der Körper genau die basischen Mineralstoffe und Spurenelemente, die für einen gesunden Haarwuchs notwendig wären.

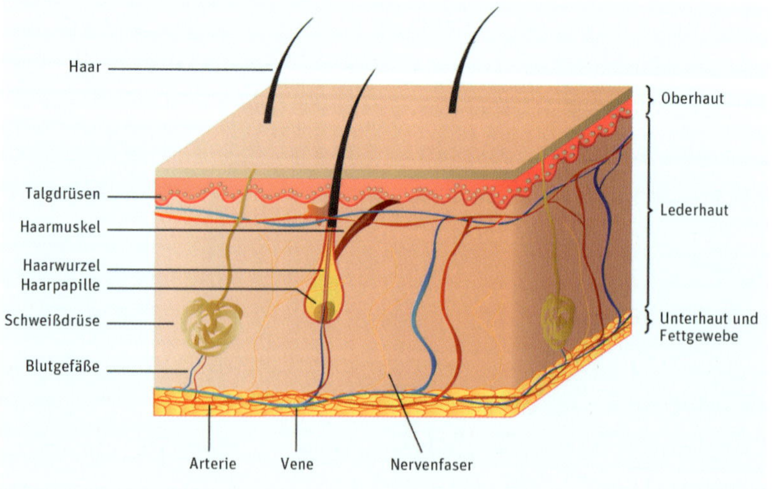

Haarfollikel und Hautaufbau im Detail

Haarfollikel (Haarwurzeln) können nur durch Verbrennungen, Verätzungen oder Lasereingriffe zerstört werden. Ihre Anzahl ist genetisch vorgegeben und bleibt bis auf die oben genannten Einwirkungen bis ans Lebensende erhalten.
In einem gesunden Haarboden werden die Haarfollikel durch feinste Blutgefäße (Kapillargefäße) mit allem versorgt, was für einen gesunden Haarwuchs notwendig ist. Durch chronische Übersäuerung und die damit verbundenen Vitalstoffdefizite wird der Haarboden langsam, aber kontinuierlich ausgelaugt; er verschlackt und versulzt. Die Versorgung und Entsorgung über die Kapillargefäße wird blockiert.
Mediziner haben z. B. bei sehr alten Menschen mit entzündeten Haarfollikeln bis zu 60 (!) verkümmerte Haarfragmente gefunden. Zu richtigen Haaren konnten sie sich nicht auswachsen, weil sie aufgrund von Sauerstoff- und Nährstoffmangel buchstäblich »verhungert« sind!

Mit den richtigen Maßnahmen können inaktive Haarwurzeln wieder aktiviert werden. Mit *BodyReset* schaffen Sie die Grundlage, um sich langfristig wieder an dichtem, kräftigem Haarwuchs zu erfreuen.

Stauungen und Ödeme

Der Körper hat noch eine weitere, wunderbare Einrichtung, um zu viele Säuren abzuschwächen: Er bildet Ödeme. Bei einer gefährlichen Säurekonzentration hält der Körper Wasser zur Verdünnung der Säuren in den Körperflüssigkeiten zurück, die Nieren sperren zu. Es bilden sich Stauungen an Fesseln und Handgelenken. Das sieht nicht attraktiv aus, erfüllt aber seinen Zweck. Eine sinnvolle, lebenswichtige Reaktion und gleichzeitig ein Beweis dafür, dass die betreffende Person hochgradig übersäuert ist.

Besenreiser & Co.

Lange Zeit glaubte ich, dass manche Männer und Frauen besser mit ihrem Säureüberschuss fertig werden als andere. Sie rauchen, trinken zu viel Alkohol und zu wenig Wasser, essen unregelmäßig und einseitig. Dennoch haben die Frauen keine

Reiterhosen, und die Männer haben dichtes, volles Haar. Heute weiß ich wieso: Sie haben dafür Besenreiser und Krampfadern.

In meiner täglichen Arbeit beobachte ich, dass immer mehr Frauen mit Haarverlust zu kämpfen haben und nicht nur mit einem Kalziumabbau aus den Knochen (Osteoporose).

Auch die Wände unserer Blutgefäße sind Mineralstoffspeicher. Alle Säuren müssen das Puffersystem des Blutes durchlaufen. Droht eine Blutübersäuerung, bindet der Körper die Säuren sofort mit Mineralstoffen aus den Gefäßwänden, denn schon geringe Abweichungen des Blut-pH-Wertes würden den sofortigen Tod bedeuten.

Da unsere Gefäßwände dicht sein müssen, lagert der Körper als Ersatz für die benötigten Mineralstoffe Cholesterin ein. Adernverkalkung ist also zuerst eine Entkalkung zwecks Säureneutralisation. Das Cholesterin führt auf Dauer zu Verhärtung und Brüchigkeit der Gefäße. Krampfadern und Besenreiser werden sichtbar.

Übergewicht

Kinder leiden am meisten unter Übergewicht und werden oft ausgegrenzt!

Übergewicht, Rückenfettpolster, Reiterhosen, Bierbauch, disharmonische Silhouette ... Viele Frauen, Männer und Kinder leiden unter ihrer Figur. Glaubt man all den unzähligen Diätversprechen, dürfte kein einziger Mensch Figurprobleme haben. Das Gegenteil ist der Fall. Grund genug, mit einigen Binsenwahrheiten aufzuräumen.

Übergewicht besteht meist zu mehr als 50 % aus deponierten Stoffwechselabfällen, Neutralsalzen (Schlacken) und überschüssigem Wasser als Folge säureüberschüssiger Ess- und Trinkgewohnheiten. Eine gestörte Säure-Basen-Balance wirkt sich auf alle Stoffwechselvorgänge aus. Erst durch das Beheben der oft jahrelangen, permanenten Übersäuerung und der damit verbundenen Fehlfunktionen und Defizite wird die Grundlage geschaffen, um langfristig wieder schlank und attraktiv zu werden – und zu bleiben. Damit kommt der Organismus in sein naturgegebenes Gleichgewicht. Eine schlanke,

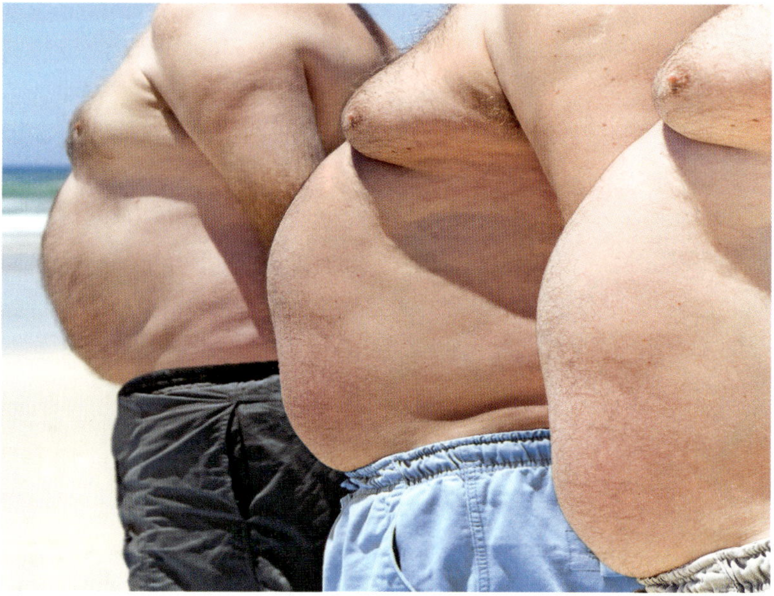

Bauchfett ist das gefährlichste Fett, der Darm mutiert zum Gärbottich!

harmonische Figur kann nur erreicht werden, wenn die Ursache des Problems erkannt und behoben wird.
Der Diätenwahn nimmt kein Ende, obwohl heute jeder seriöse Ernährungsberater weiß, dass sich der Körper schnell an eine geringere Energiezufuhr gewöhnt und damit wunderbar auskommen kann. Kaum wird wieder *normal* gegessen, kommen die verlorenen Pfunde meist im Doppelpack zurück. Mit einer kalorienreduzierten, eiweiß- und salzarmen Mischkost kann vorübergehend eine Gewichtsreduktion erreicht werden.

Übergewicht besteht meistens zu mehr als 50 % aus deponierten Stoffwechselabfällen, Neutralsalzen und überschüssigem Wasser.

Negativer Effekt: Oft baut der Körper auch wertvolles Muskelgewebe ab. Es findet aber kein Lösen und Ausscheiden von Stoffwechselschlacken aus den betroffenen Regionen Bauch, Beine und Po statt. Denn die gibt der Körper nicht her, solange er übersäuert ist. Und das bleibt er, solange die Ernährung kohlenhydratreich und fettarm ist.

Gut zu wissen: Am Bierbauch ist nicht allein das Bier schuld, sondern darüber hinaus eine vorwiegend kohlenhydratreiche

Ernährung in Kombination mit Fett, Zucker oder einem zu großen Durcheinander an Lebensmitteln.

Gut zu wissen: Wenn sich die Pölsterchen ausschließlich um Taille, Bauch und Hüften bilden, sind meistens entweder die Kombinationen Zucker-Fett-konzentrierte Kohlenhydrate oder Zucker-Fett-Alkohol die wahren Schuldigen. Konzentrierte Kohlenhydrate, Zucker und Alkohol sollten so selten wie möglich mit Fett oder miteinander kombiniert werden. Mit den richtigen Kombinationen verschwinden die ungeliebten Pölsterchen an den richtigen Stellen.

Gut zu wissen
Reiterhosen haben nichts mit Übergewicht zu tun, sie sind die Folge einer säureüberschüssigen Ernährung.

Gut zu wissen: Übergewicht bei Kindern: Zwischen 9 und 12 Jahren bildet sich die größte Anzahl Fettzellen. Jede Zelle zu viel bedeutet einen lebenslangen Kampf gegen Übergewicht. Gleichen Sie das unkontrollierte *Zuviel* mit den richtigen Speisekombinationen bei den gemeinsamen Mahlzeiten aus. Nicht Verbote fruchten, sondern der Spaßfaktor bei der Menüplanung und das spannende Wissen um unsere Stoffwechselfunktionen. Ihr Kind wird es Ihnen danken – ein Leben lang.

Ich kenne niemanden, der mit einer Diät seine Gewichtsprobleme dauerhaft gelöst hat. Aber es gibt inzwischen viele Menschen, die mit meiner Methode teilweise starkes Übergewicht abgebaut haben. Mit den richtigen Speisekombinationen und der richtigen Körperpflege kann der Körper loslassen, und die Fettpölsterchen verschwinden an den richtigen Stellen und ohne Diät – trotz normalen Salz- und Fettkonsums. Beides macht nicht dick in Kombination mit den richtigen Lebensmitteln.

Nur ein gesunder Darm kann optimal verdauen

Einseitige und säureüberschüssige Ernährung führt zu einem sauren Darmmilieu. Der Körper versucht zwar, überschüssige Säuren durch die basischen Verdauungssäfte zu neutralisieren. Je größer aber die Säurekonzentration wird, desto mehr schwinden die Basenreserven im Körper. Reichen die Verdauungssäfte zur Säureneutralisation nicht mehr aus, überwiegt eine saure Darmgärung. Die im Darm angesiedelten Kolibakterien breiten sich im Dünndarm und im übrigen Verdauungssystem aus, wo sie gar nicht hingehören.

Im Darm und in den Verdauungswegen entstehen Gärung und Fäulnis. Überlastete Verdauungsorgane erschlaffen (Kotbauch) oder verkrampfen sich (Reizdarm). Dadurch werden Ausscheidung und Selbstreinigung beeinträchtigt. Die Toilette ist ein Spiegelbild des Darms. So wie Kotrückstände auf dem Porzellan kleben, so verkleben sie auch die Darmwände.

Die Lieblingsnahrung unserer »guten« Bakterien im Dünndarm sind Inulin und Oligofructose, diese befinden sich in speziellen, pflanzlichen Vitalstoffmischungen und können kurmäßig für 3–6 Wochen eingenommen werden. Bezugsquellen finden Sie unter *www.bodyreset.com*

Die Verdauungsorgane: Unser Wurzelsystem

Die Reinigung und Durchspülung des gesamten Verdauungstraktes schafft parallel zur Ernährungsumstellung die optimale Grundlage für eine bessere Nährstoffaufnahme.

Die Wiederherstellung einer gesunden Darmflora

Unterstützen Sie den Aufbau einer gesunden Darmflora z. B. durch eine pflanzliche Nahrungsergänzung mit probiotischen Inhaltsstoffen. Denn das ist die Lieblingsnahrung der *guten* und nützlichen Bakterien im Darm.

Solche Nahrungsergänzungen liefern gleichzeitig in ausreichender Menge natürliche Mineralstoffe, Spurenelemente und Vitamine.

PRAXIS

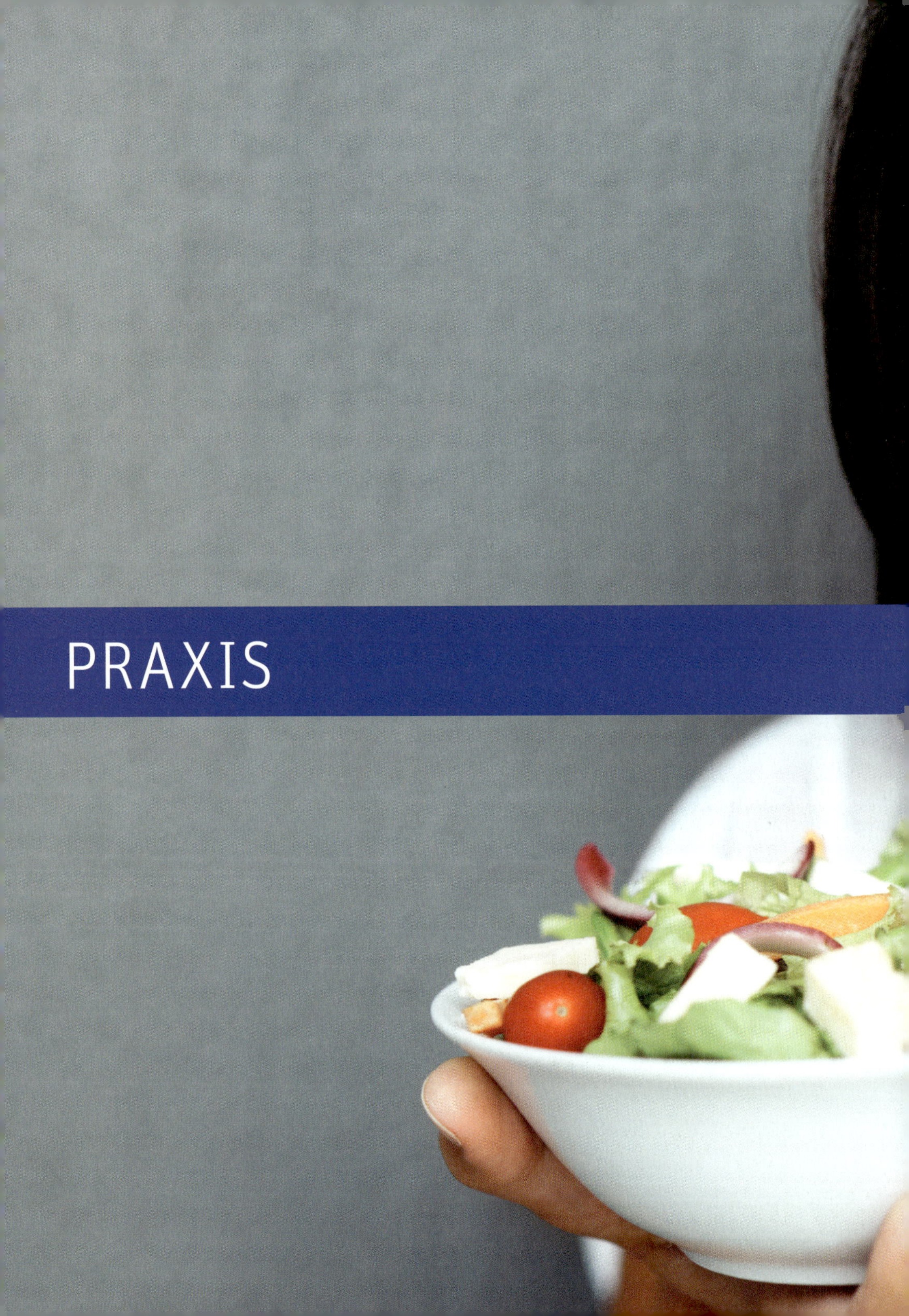

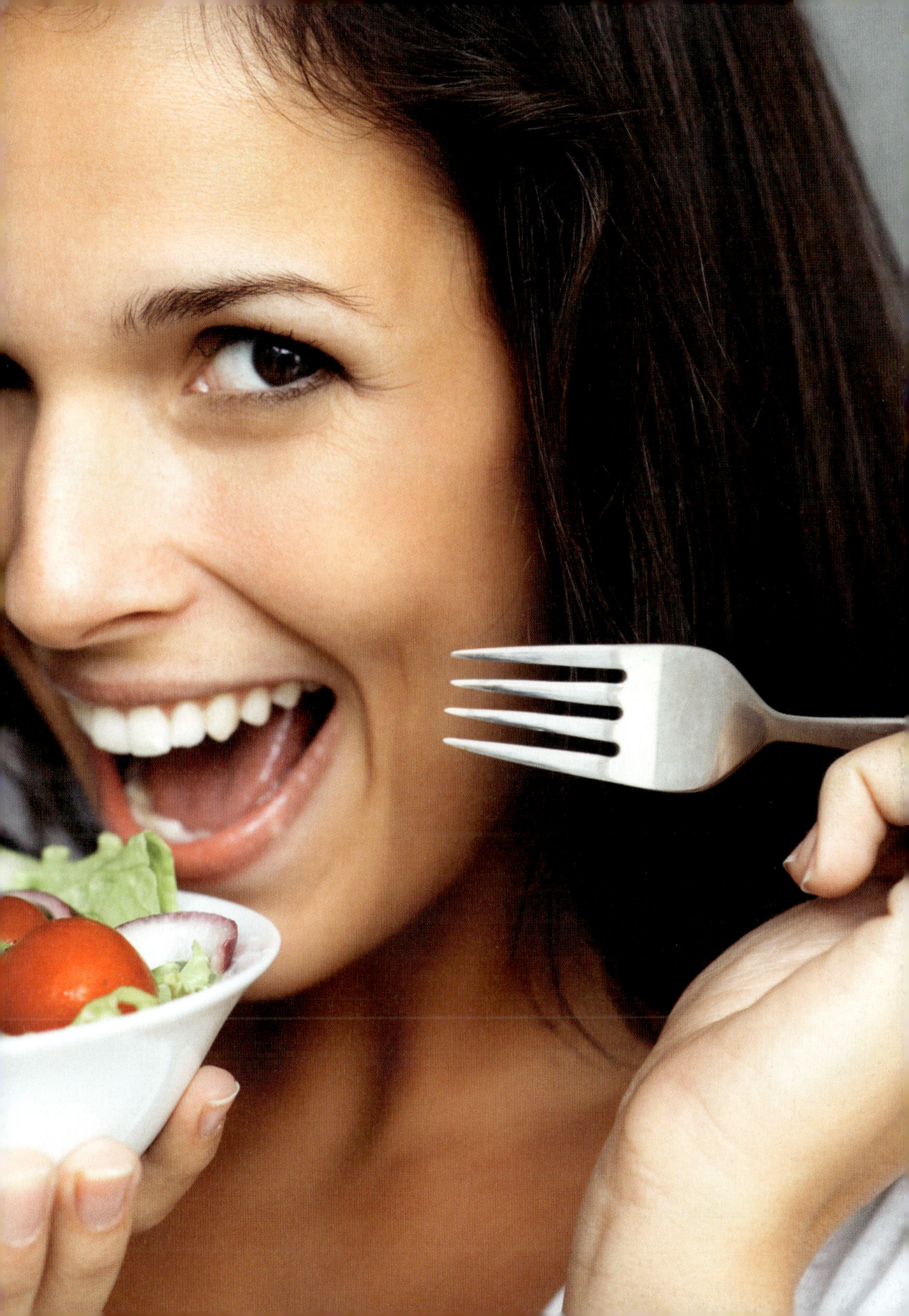

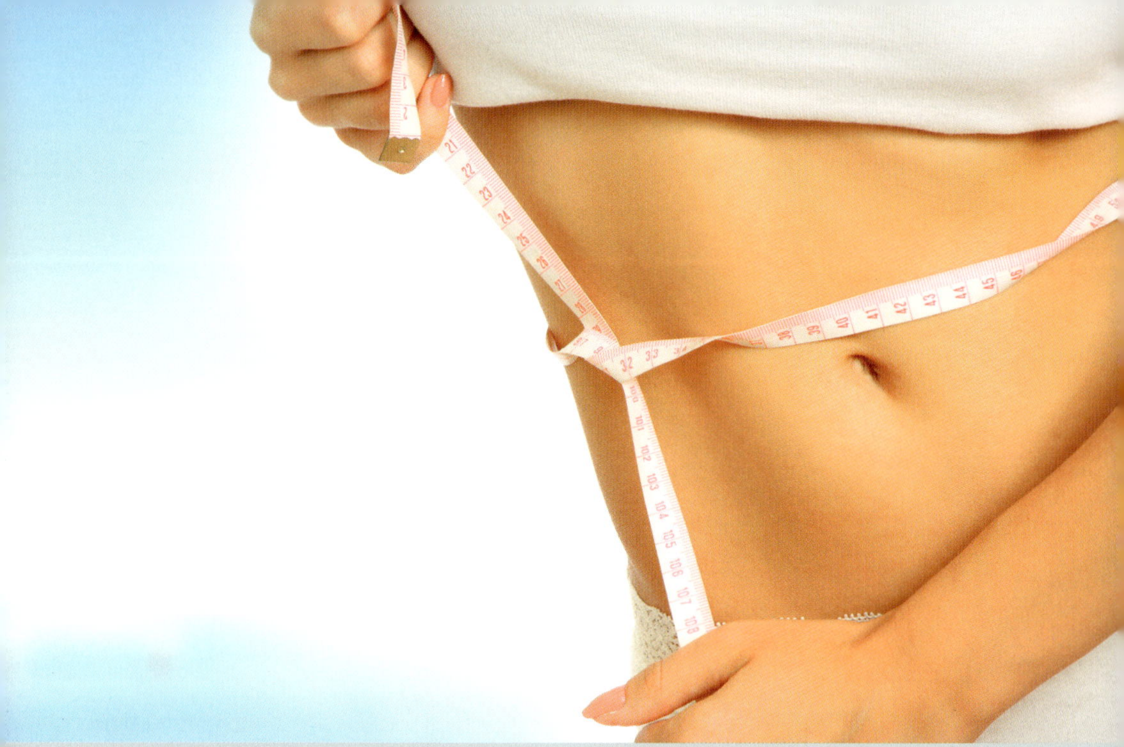

4 BodyReset: So bauen Sie Schlacken ab

Sie erreichen Ihr Ziel in drei Schritten. Gehen Sie den ersten Schritt vor dem zweiten Schritt, sonst funktioniert der Abbau nicht. Zuerst muss ein *Reset* im Körper geschehen.

1

Erster Schritt: Neutralisieren (siehe Seite 77 ff.)

Dauer: Zwei bis vier Wochen, je nach Grad der Übersäuerung

- Säure-Basen-Haushalt regulieren
- Stoffwechselfunktionen anregen
- Verdauungsorgane regenerieren
- Hautfunktionen verbessern

2

Zweiter Schritt: Entschlacken (siehe Seite 91 ff.)

Dauer: Mindestens vier Wochen

- Mobilisieren und Ausscheiden von deponierten Schlacken

Ein ausgewogener Säure-Basen-Haushalt ist die Grundvoraussetzung für den zweiten Schritt, das Mobilisieren deponierter Schlacken.

3

Dritter Schritt: Leben im Gleichgewicht (siehe Seite 101 ff.)

- In der Säure-Basen-Balance leben, frei von
  - Cellulite
  - Haarverlust
  - Übergewicht

Der Körper gibt keine alten Schlacken her, wenn er nicht in der Balance ist.

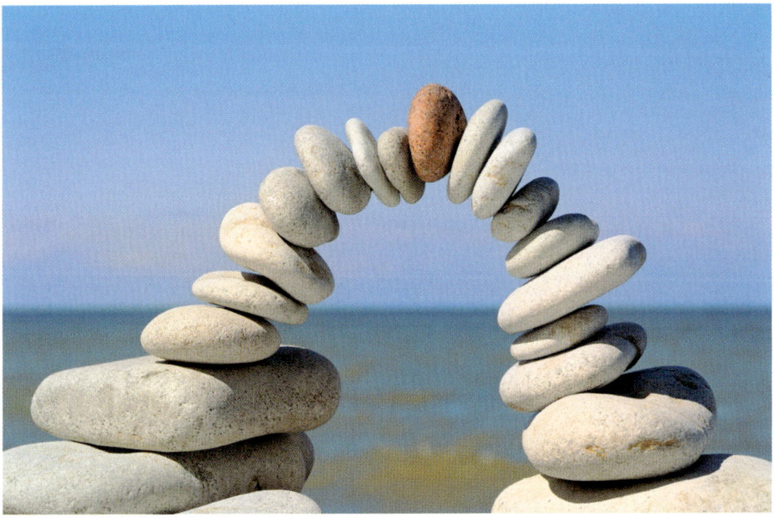

Gleichgewicht finden – dann kann es losgehen.

Machen Sie Ihr eigenes »Reset«

Ihre Probleme haben sich in Jahren oder Jahrzehnten aufgebaut. Sie können deshalb auch nicht von einem auf den anderen Tag verschwinden. Aber mit meiner Methode werden Sie Ihren Körper dazu bringen, dass er seine Mülldeponien abbaut, dass die Haare wieder sprießen und störende Besenreiser verblassen.

Machen Sie Ihr eigenes »Reset«, und beobachten Sie staunend, welch Wunderwerk der Natur Ihr Körper ist.

Ganz zum Verschwinden bringen Sie relativ schnell Ödeme, Reiterhosen, Besenreiser, Gelenkschmerzen und bis zu 10 Kilo Übergewicht. Ihr Hautbild verbessert sich spürbar, und Sie fühlen sich wesentlich vitaler.

Ihr Körper kann sich nur von seinen Gift-, Säure- und Stoffwechselschlacken befreien, wenn Sie die geeigneten Voraussetzungen dafür schaffen – und das tun Sie mit *BodyReset*.

Ich bin immer wieder fasziniert, wie schnell sich ein Organismus regenerieren kann, wenn man nicht die Symptome behandelt, sondern die eigentlichen Ursachen behebt. Um alte Schlackendepots aufzulösen, braucht der Körper etwa 10 % der Zeit, die er zum Schlackenaufbau hatte.

Das kann Ihr Körper allerdings nur unter gewissen Bedingungen, und genau die werden wir schaffen.

BodyReset: Fünf Maßnahmen führen zum Erfolg

1 Die richtigen Lebensmittelkombinationen

2 Die richtige Flüssigkeitszufuhr

3 Die richtige Mineralstoffzufuhr

4 Die richtige Haut- und Körperpflege

5 Die richtige Atmung und Bewegung

Bitte beachten Sie: Nur wenn Sie alle Maßnahmen gleichzeitig einhalten, haben Sie maximalen Erfolg.

Erste Maßnahme:
Die richtigen Lebensmittelkombinationen

Alle in *BodyReset* empfohlenen Lebensmittelkombinationen in der Art der Zubereitung können vom Körper optimal verdaut und genutzt werden. Die Lebensmittelkombinationen von *BodyReset* basieren auf folgenden Erkenntnissen:

Grundregeln	
Grundregel 1	Fett macht satt, aber nicht dick
Grundregel 2	Konzentrierte Kohlenhydrate machen dick oder hungrig
Grundregel 3	Cholesterin ist lebensnotwendig und nicht »böse«

... auch das sollten Sie wissen

- Raffinierter Zucker – zuckersüß und trotzdem sauer
- Salz allein produziert keine Ödeme
- Vollkornprodukte belasten Darm und Verdauungswege
- Sauer oder basisch – das ist die Frage

Basische Lebensmittel haben einen positiven Einfluss auf unsere Gesundheit. Deshalb haben Kartoffeln, Bananen, Sahne und Mandeln in meinen Ernährungsplänen einen hohen Stellenwert.

Grundregel 1: Fett macht satt, aber nicht dick

Unter einer Bedingung: Fett darf nicht mit konzentrierten Kohlenhydraten kombiniert werden.

Konzentrierte Kohlenhydrate sind:

- Zucker
- Reis
- Alle Getreideprodukte wie Teigwaren und Brot sowie Hülsenfrüchte und Mais.

Außer Mais werden alle konzentrierten Kohlenhydrate säurebildend verstoffwechselt.

Nun die wunderbare Nachricht: »Fett darf mit einfachen Kohlenhydraten kombiniert werden.«

Wer hätte das gedacht? Mit dieser Kombination bauen Sie Cellulite ab: Fruchtsalat aus Banane und Melone, dazu Schlagsahne, garniert mit Mandelsplittern.

Einfache Kohlenhydrate sind:

- Kartoffeln
- Bananen
- Süße Früchte
- Grüne Blattsalate und basische Gemüse.

Fett darf auch mit Eiweißprodukten wie Eier, Fleisch und Fisch kombiniert werden.

Sicher haben sie schon von der *Hay'schen Trennkost* gehört oder gelesen. Aus der Sicht von Dr. Hay, der damals die Gesetze des Salzkreislaufs noch nicht kannte, findet die Verdauung im Magen statt. Er glaubte, der Magen würde nur dann Säure produzieren, wenn Eiweiß gegessen wird, und Kohlenhydrate würden ohne Säure verdaut.

Tatsache ist jedoch, dass der Magen Eiweiß nur chemisch aufspaltet. Danach wird der Mageninhalt in den Zwölffingerdarm transportiert, wo die Galle für die Fettverdauung und die Bauchspeicheldrüse für die Aufspaltung der Kohlenhydrate zuständig ist. Jetzt gelangt der Speisebrei in den Dünndarm, wo die eigentliche Verdauung stattfindet, und zwar unter streng basischen Bedingungen, das heißt, säurebildende Kohlenhydrate müssen mit Basen neutralisiert werden (siehe auch Seite 83 ff.)

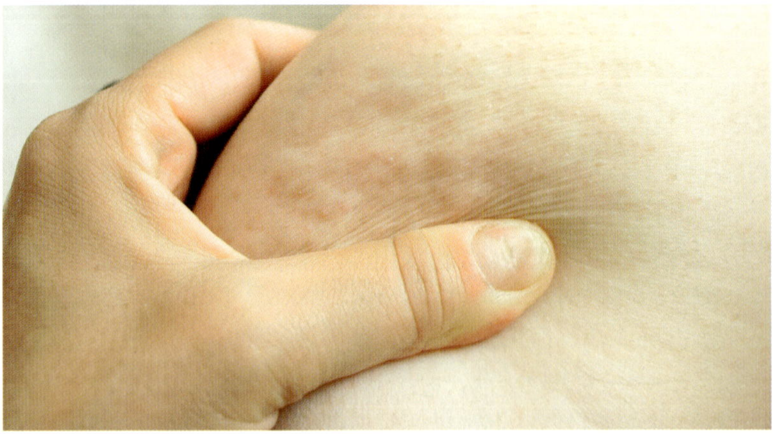

Eventuell abgenommen nach Trennkost – Cellulite ist geblieben

Im Dünndarm beginnt die Nährstoffverteilung. Über die Darmzotten werden die Nährstoffe aufgenommen und mit dem Blut in die Leber und in die Zellen verteilt. Ich kenne Menschen, die mit der Trennkost abgenommen haben, aber auch welche, die zugenommen haben. Schlacken jedoch hat niemand damit abgebaut.

BodyReset trennt konsequent einfache und konzentrierte Kohlenhydrate!

Nach den Trennkostprinzipien dürfen Eiweiß und Kohlenhydrate nicht zusammen gegessen werden, aber sowohl Eiweiß als auch Kohlenhydrate dürfen zusammen mit Fett gegessen werden.

> Die Kombination von Eiweiß und Fett ist auch bei meiner Methode erlaubt. Warum ist bei mir die Kombination von Fett und konzentrierten Kohlenhydraten ungünstig?

Grundregel 2: Konzentrierte Kohlenhydrate machen dick oder hungrig

Je mehr Kohlenhydrate in einem Nahrungsmittel enthalten sind, desto schneller erfolgt ein Anstieg des Blutzuckers.

Die Bauchspeicheldrüse produziert das Hormon Insulin, das den Blutzuckerspiegel reguliert. Überschüssige Glukose wird in Glykogen umgewandelt. In dieser Form kann der Zucker vom Körper als Wärme- und Energieversorgung gespeichert werden.

Und hätten Sie das gedacht? Damit bauen Sie Übergewicht ab: Fischfilet an Rahmsauce, Petersilienkartoffeln und Brokkoli mit gerösteten Pinienkernen.

Essen wir nun unserer Figur zuliebe viele Kohlenhydrate ohne Fett, reagiert die Bauchspeicheldrüse mit einer massiven Produktion von Insulin. Dieses wiederum baut in der Folge mehr Zucker im Blut ab, als wir mit dem Essen zu uns genommen haben. Der Blutzuckerspiegel sinkt in den Keller, wir werden energielos und hungrig. Also müssen wir wieder essen – meist hat man in diesem Zustand Heißhunger auf Zucker. Ein Teufelskreis beginnt.

Geben wir nun auch noch Butter oder Saucen zu den Spaghetti oder zum Reis, ohne diese geballte Energie mit Sport oder anderen körperlichen Aktivitäten sofort zu verbrauchen, entsteht **Übergewicht.**

Außer Mais werden alle konzentrierten Kohlenhydrate sauer verstoffwechselt.

Fatalerweise kombinieren gerade figurbewusste Menschen ihre Menüs meist mit viel Salat, angemacht mit einigen Tropfen Öl, Essig oder Zitrone. Dazu mageres Fleisch, Tofu oder Fisch, Vollkorn- und Magermilchprodukte u. s. w. Außer dem Salat und den paar Tropfen Öl sind alle Zutaten sauer im Stoffwechsel, und so entsteht **Mineralstoffmangel, und es kommt zur Verschlackung.**

Einfache Kohlenhydrate wie Kartoffeln und Bananen werden basisch verstoffwechselt und bewirken in Kombination mit Fett nur einen geringen Anstieg des Blutzuckers. Infolge geringerer Insulinproduktion findet keine Neubildung von Fettgewebe statt. Allerdings muss die Fettzugabe ab 16 Uhr sparsam sein, wenn Sie abnehmen wollen.

Eine säurelastige Ernährung führt einerseits zu einer Demineralisierung, andererseits zu Verschlackung und Übergewicht.

Glykämischer Index – glykämische Last

Während ich seit Jahrzehnten schlicht und ergreifend den Unterschied zwischen *einfachen Kohlenhydraten* (maximal 15 % in 100 g) und *konzentrierten Kohlenhydraten* (mehr als 15 % in 100 g) betone, wurde die ganze Welt mit dem *glykämischen Index* beglückt. Hier zählen viele von mir erlaubte Lebensmittel, wie z. B. Kartoffeln, Melonen, Bananen, Karotten etc., zu den Produkten mit den höchsten, also nicht empfehlenswerten glykämischen Werten. Aber da *BodyReset* wunderbar funktioniert, glaubte ich nie wirklich an diesen Index. Dieser verunsicherte aber sehr viele Menschen, die mein Buch kannten. Beim glykämischen Index wird die Blutzuckerreaktion auf 50 Gramm aus einem Lebensmittel ermittelt und

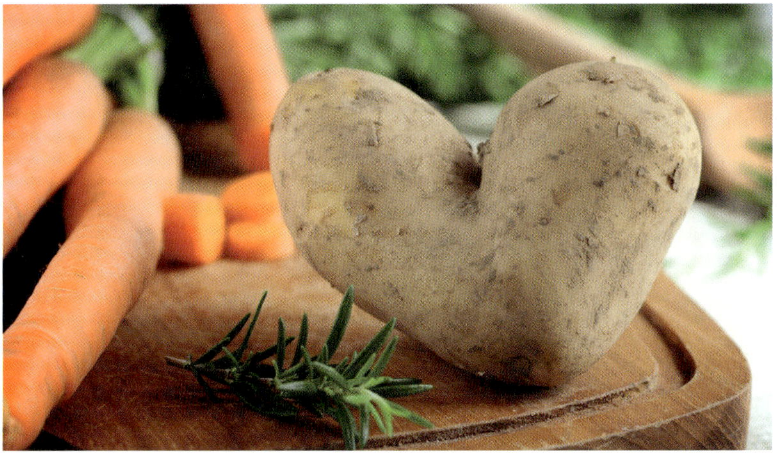

Karotten und Kartoffeln sind bei BodyReset erlaubt.

in Relation zur Blutzuckerreaktion auf 50 Gramm Traubenzucker gestellt. Für mich machte das zu keiner Zeit einen Sinn, denn erstens isst z. B. niemand nur Kartoffeln oder Karotten, ohne irgendetwas dazu, und zweitens gibt es massive Unterschiede des prozentualen Anteils von Kohlenhydraten, und genau dieser macht den Erfolg von *BodyReset* aus.

Und siehe da, Jahre später musste nun noch die *glykämische Last* erfunden werden, und plötzlich sind meine erlaubten Produkte alle im grünen Bereich! Denn etwas Wesentliches wurde dabei vergessen, nämlich das Gewicht eines Produktes beziehungsweise den prozentualen Anteil an Kohlenhydraten in einem Nahrungsmittel zu berücksichtigen.

»Wer anderen etwas vorgedacht, wird erst einmal ausgelacht, begreift man dann die Geschichte endlich, so nennt sie jeder selbstverständlich.« ***Willhelm Busch***

Die Schwierigkeit besteht darin, dass nicht die Reaktion auf 50 Gramm Nahrungsmittel gemessen wird, sondern auf 50 Gramm Kohlenhydrate in diesem Nahrungsmittel. Eine Umrechnung auf eine definierte Gewichtsmenge ohne die Kenntnis des prozentualen Kohlenhydratanteils ist nicht möglich.

Beispiel:

Der glykämische Index von gekochten Karotten liegt bei 71. Da Karotten aber nur etwa 7,5 % Kohlenhydrate enthalten, müssen fast 700 Gramm davon gegessen werden, um auf 50

Gramm Kohlenhydrate zu kommen. Weißbrot hat einen glykämischen Index von 70, aber das hat bereits 104 g, weil Weißbrot pro 100 Gramm etwa 48 % Kohlenhydrate enthält.

Also muss die Gleichung heißen:

$$\frac{\text{Glykämischer Index nach Tabelle}}{100 \text{ x Gramm Kohlenhydrate pro 100 Gramm im Lebensmittel}} = \text{glykämische Last}$$

Bewertung

Bis 10 GL = sehr gut

Zwischen 10 und 15 = mittel

Über 20 = schlecht

Bei **Karotten** heißt das:
GL 71 : 100 x 7,5 = effektiver GL = 5,3.
Was für ein Unterschied!

Bei **Weißbrot** heißt das:
GL 70 : 100 x 48 = effektiver GL = 33,6.

Kombinationen: Nun kommt noch ein wichtiger Faktor hinzu, nämlich in welcher Kombination etwas gegessen wird. Insbesondere Eiweiß und Fett verlangsamen die Kohlenhydrataufnahme.
Fazit: Man kann etwas unglaublich kompliziert machen, auch wenn es einfach geht!

Grundregel 3: Cholesterin ist lebensnotwendig und nicht »böse«

Nicht das Cholesterin in tierischen Produkten ist verantwortlich für erhöhte Werte, sondern der ungedeckte Mineralstoffbedarf zur Säureneutralisation.

Wie wir erfahren haben, lagert der Organismus Cholesterin in den Blutgefäßen ein, wenn er zur Säureneutralisation Kalzium benötigt.
Unser Körper braucht Cholesterin für verschiedene Funktionen. Es ist vor allem ein Grundstoff für die Produktion der weiblichen und männlichen Hormone Östrogen und Testosteron. Ohne diese Hormone wäre Fortpflanzung nicht möglich, wir würden also aussterben. Unser Organismus selbst produziert für seinen Bedarf viel mehr Cholesterin, als wir über die Nahrung aufnehmen.

Obwohl Fleisch, Fisch, Käse und Eier relativ viel Cholesterin und Säuren enthalten, können sie in Kombination mit Basenbildnern einen erstaunlichen Abbau von Gewicht und Schlacken bewirken und die Blutfettwerte verbessern. Aber nur, solange Sie nicht gleichzeitig konzentrierte, säurebildende Kohlenhydrate zu sich nehmen. Denn damit kommen Sie wieder in einen Säureüberschuss.

Buchtipp:
»Die Cholesterinlüge – das Märchen vom bösen Cholesterin« von *Prof. Dr. med. Walter Hartenbach*

Diese positive Reaktion beruht auf dem hohen Gehalt basischer Mineralstoffe. Dadurch verbraucht der Organismus keine körpereigenen Mineralstoffe, um die Säuren zu neutralisieren. Aber tierische Produkte enthalten auch Magnesium und Kalzium sowie verschiedene fettlösliche Vitamine. So kann Kalzium z. B. nur mit Vitamin D vom Körper aufgenommen werden.

Vitamin D wiederum kann nur in Kombination mit Fett aufgenommen werden. Und so gibt es viele komplexe und komplizierte Mechanismen in unseren Körper- und Stoffwechselfunktionen.

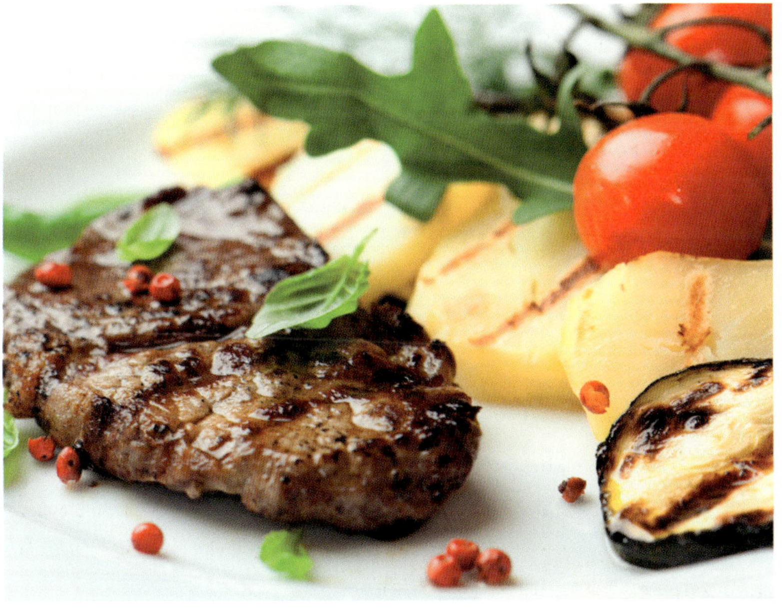

Fleisch richtig kombiniert

Was Sie auch noch wissen sollten

Raffinierter Zucker: zuckersüß und trotzdem sauer

Zucker ist das am stärksten konzentrierte Kohlenhydratprodukt. 100 Gramm Zucker = 100 Gramm Kohlenhydrate. Raffinierter Zucker ist der größte Mineralstoffräuber. Obwohl wunderbar süß im Geschmack, ist raffinierter Zucker absolut sauer im Stoffwechsel und lässt unsere Insulinproduktion auf Hochtouren arbeiten und unsere **Cholesterinproduktion.**

Mutter Natur hat uns das Zuckerrohr geschenkt. Es enthält Mineralstoffe und Vitamine, Chlorophyll und Spurenelemente. Bevor wir den Rohrzucker als sauberen, weißen, süßen, makellosen Zucker kaufen können, geschieht Folgendes: Zuerst werden die Zuckerrohre mit Kreidemilch erhitzt, um ihm Zucker und Kalzium zu entziehen. Durch diese alkalische Behandlung werden alle Vitamine zerstört. Nun wird der Zucker mit Kalk, Kohlensäure, Schwefeldioxid und zuletzt mit Natriumkarbonat aufbereitet. Jetzt sind auch alle Spurenelemente vernichtet. Diese nun mineralstoff- und vitaminlose, tote, hoch konzentrierte Kohlenhydratmasse nennt sich Haushaltszucker.

Weißer Zucker ist eine zu Tode industrialisierte Kohlenhydratmasse!

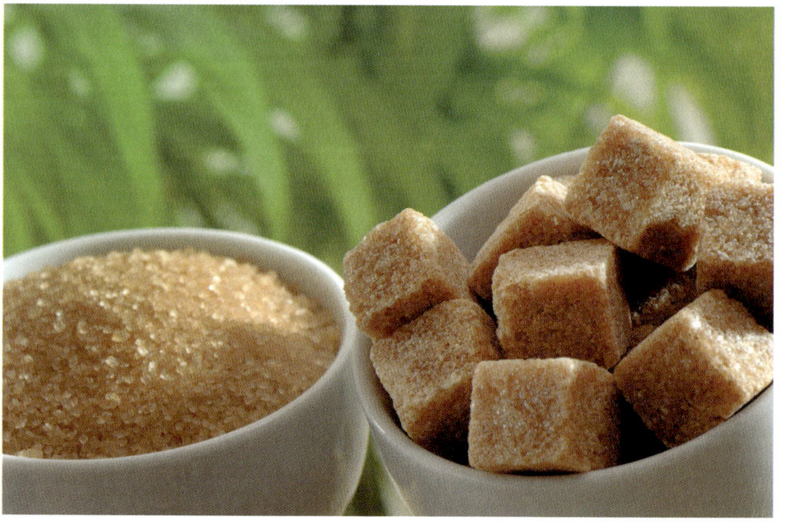

Brauner Zucker ist nichts, nur Vollrohr-Rohzucker enthält noch Vitalstoffe.

Ein Gift, das Zucker heißt

Weißer Zucker verliert durch verschiedene Raffinerieprozesse sämtliche Spurenelemente, Mineralien und Vitamine, die im Ausgangsprodukt natürlicherweise vorhanden sind. Weißer Zucker hat eine Atomdichte von 98,4 bis 99,5, welche eindeutig unter die Kategorie *Gift* fällt. Weißer Zucker lässt den Blutzuckerspiegel ansteigen und die Insulinproduktion explodieren, was zu Heißhungerattacken, (FR)essanfällen und damit zu Übergewicht führt. Unser Zahnfleisch hat einen Gewebedruck von 7 Atü. Der Industriezucker erhöht den osmotischen Druck auf 34 Atü. Zahnschmelz ist die härteste Substanz des menschlichen Körpers. Es wurden 100 000 Jahre alte Zähne in der Erde gefunden, die trotz Hitze und Kälte, trotz Regen, Schnee und Bakterien noch immer intakt waren. Der weiße Zucker hingegen ist in der Lage, den Zahnschmelz eines Menschen innerhalb nur weniger Stunden zu zerstören. Wie ein Nagel bohrt er sich in die Struktur des Zahnes ein und macht ihn brüchig. Was die Natur von Anbeginn an nicht geschafft hat, das erreicht der Mensch in kürzester Zeit. Er ist das einzige Lebewesen, das den Nahrungswert zuerst zerstört und erst dann die Nahrung isst.

Raffinierter Zucker ist in vielen Halbfertig- und Fertigprodukten enthalten, denn er ist ein beliebter und billiger Geschmacksverstärker.

Es gibt ausgezeichnete Alternativen, z. B. Birnen- oder Apfeldicksaft, Ahorn- oder Agavensirup, Wildbienenhonig usw. Hier wird der natürliche Zucker von vielen gesunden Vitalstoffen begleitet, die diese Ausgangsprodukte enthalten.

Sind künstliche Süßstoffe ein problemloser und kalorienarmer Ersatz für den Industriezucker? Weit gefehlt! Der Geschmack *süß* im Gaumen bedeutet für den Organismus immer Zucker. Vorsorglich beginnt die Bauchspeicheldrüse, Insulin zu produzieren, um den zu erwartenden Zucker abzubauen. Da aber kein Zucker kommt, baut der Körper vorhandenen Zucker im Blut ab, der Blutzuckerspiegel sinkt. Wir werden müde und bekommen Heißhunger auf Zucker! Unser Körper braucht und wir lieben Zucker. Süße Früchte, insbesondere Bananen lassen in Kombination mit Sahne den Blutzuckerspiegel nur geringfügig ansteigen, und Sie sind für 3–4 Stunden satt.

Salz allein produziert keine Ödeme

In unserem Blut zirkulieren ständig ungefähr 6 Gramm Kochsalz, eine einfache chemische Verbindung von Natrium und Chlor. An dieser Menge hält der Organismus konstant fest.
Verarbeitet werden im Organismus allerdings innerhalb eines Tages 30 bis 40 Gramm Kochsalz. Unser Körper reagiert sowohl auf Mangel wie auf Überfluss. Bei einem Mangel erteilt der Körper den Befehl *Ausfuhrverbot,* das Salz wird im Körper festgehalten, die Nieren dürfen nichts ausscheiden. Bei einem Zuviel meldet der Körper *Durst,* die Konzentration muss so lange verdünnt werden, bis das Zuviel über die Nieren ausgeschieden werden kann.

Unser Magen ist eine Säure- und Basenfabrik

In der Säure-Basen-Balance muss der Körper kein Wasser zur Säureverdünnung zurückhalten, die Nieren lassen los. Sie werden staunen, wie schnell das Wasser trotz normalen Salzkonsums aus Ihren Gelenken verschwindet. Und zwar auf ganz natürliche Weise.

Und dazu benötigt er Kochsalz. In erster Linie dient die Kochsalzspaltung der Produktion von Magensäure, um Eiweiße in ihre verdauungsfähigen Einzelteile zu zerlegen. Die sogenannten Belegzellen des Magens zerlegen das Kochsalz in seine Bestandteile. Durch die Verbindung Chlor und Wasserstoff entsteht Salzsäure, durch die Verbindung Natrium, Wasserstoff, Kohlenstoff und Sauerstoff entsteht basisches Natriumbicarbonat.
Wenn 1 Gramm Salzsäure entsteht, bilden sich 2,3 Gramm Natriumbicarbonat.
Diese Tatsache hat mich dazu bewogen, Käse, Eier, Fleisch und Fisch immer mit basischen Nahrungsmitteln zu kombinieren.

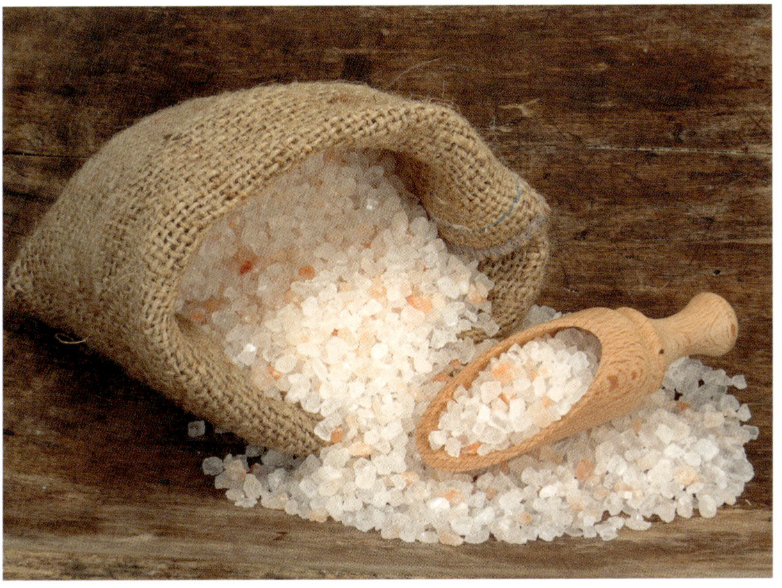

Ursalz (Kristallsalz) enthält noch alle Mineralien und Spurenelemente.

Übersäuere ich mich durch den gleichzeitigen Konsum von tierischem Eiweiß und konzentrierten Kohlenhydraten in Form von Zucker, Brot, Teigwaren oder Reis, produziert der Magen zunächst Salzsäure, um das anfallende Eiweiß aufzuspalten; zwei bis drei Stunden später produziert er erneut Säure, um dem Körper Natriumbicarbonat zur Säureneutralisation zur Verfügung zu stellen. Gleichzeitig ist jetzt aber auch Salzsäure vorhanden, für die der Körper keine Verwendung hat. Saures Aufstoßen oder Sodbrennen sind die Folge. Und der Körper verlangt erneut nach Nahrung, um die Magensäure loszuwerden. Ist diese neue Nahrung wieder im Säureüberschuss, braucht der Körper erneut Natriumbicarbonat und produziert noch mehr Magensäure. Die Folgen sind bekannt.

Finger weg von Entwässerungskapseln! Sie zwingen die Nieren zur Ausscheidung von Wasser, das der Körper zur Säureverdünnung benötigt.

Nur der Magen kann Natriumbicarbonat herstellen

Natriumbicarbonat bindet die anfallenden Säuren im Körper, die so über Darm, Nieren, Haut oder Atmung ausgeschieden werden können. Lebe ich im permanenten Säureüberschuss, muss der Körper für die lebensnotwendige Neutralisation zu viele Säuren mit körpereigenen Mineralstoffen unschädlich machen. Es findet ein schleichender, aber kontinuierlicher Abbau der Mineralstoffdepots statt – die eigentliche Ursache für viele ästhetische und gesundheitliche Probleme.

Vollkornprodukte belasten Darm und Verdauungswege

Man sagt (wer ist *man?*), im vollen Korn von Getreide und Reis, in der Schale von Früchten und Gemüsen seien die meisten Vitamine und Mineralstoffe. Stimmt! *Man* sagt Ihnen aber nicht, dass sich dort auch alle Abwehrstoffe der Pflanze gegen Krankheitserreger und Schädlinge befinden.

Führe ich dem Körper von außen genügend basische Mineralstoffe zu, binde ich überschüssige Säuren. Der Körper muss kein zusätzliches Wasser zur Säureverdünnung zurückhalten.

Jede Pflanze, die durch ihre Wurzel mit der Erde verbunden ist, lebt! Tiere und Menschen können bei einem Angriff weglaufen, Pflanzen nicht. Deshalb haben sie komplexe und ausgeklügelte Abwehrmechanismen gegen ihre Feinde entwickelt. Das sind äußerlich z. B. Dornen oder beim Getreide Silikateinlagerungen. Manche Pflanzen produzieren auch Giftstoffe. Die Kartoffel z. B. bildet neben dem Gift Solanin noch mindestens acht weitere Abwehrstoffe, um Tieren und

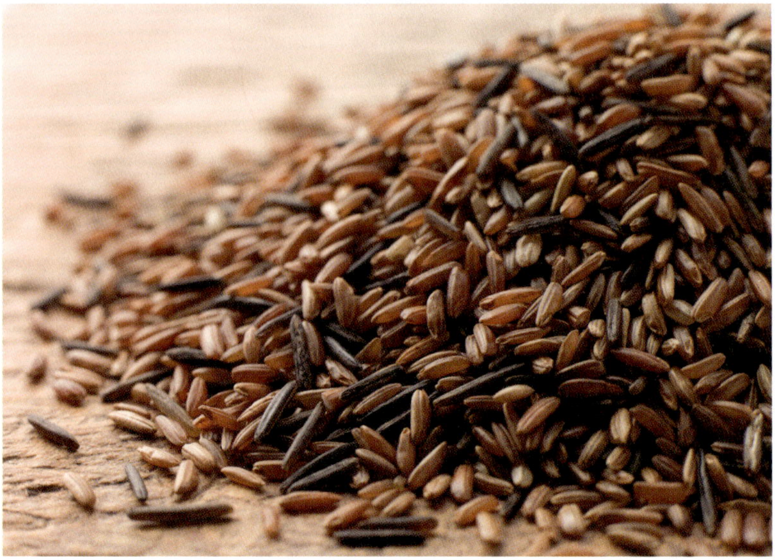

Sprossen sind wesentlich vitaminreicher als zum Beispiel Naturreis.

Menschen den Appetit auf sie zu verderben. Für Insekten sind diese Giftstoffe meist tödlich.
Mit Vollkornprodukten, Vollreis, ungeschälten Früchten und rohem Gemüse essen wir auch alle Abwehrstoffe, inklusive die Rückstände der mit Pestiziden und Insektiziden behandelten Monokulturen.

Naturbelassene, ballaststoffreiche (= unverdauliche) Nahrungsanteile können die Verdauung belasten. Durch ihre Strukturen als Körnchen, Silikate, Schalen usw. kratzen und reizen sie den Magen und die empfindlichen Schleimhäute der Verdauungsorgane.

Wie Urlaub für Magen und Darm

Die unverdaulichen Schalen, Körner usw. können bei empfindlichen Menschen Bauchschmerzen, Blähungen und unangenehme Winde verursachen. Geschält und schonend zubereitet enthalten Früchte, Reis und Gemüse immer noch genügend Ballaststoffe für eine gesunde Verdauung, jedoch in einer sanften und magenfreundlichen Form.
Einzig Grünkern (unreif geernteter Dinkel) hat noch unverhärtete, weiche Körner. Die Enzyme, die sofort nach der Ernte Schutzstoffe produzieren, werden durch Erhitzung zerstört. Dinkel ist wohl insgesamt das am besten für die menschliche Ernährung geeignete Getreide. Der Eiweiß-, Vitamin- und Mineralstoffgehalt ist nicht nur konzentriert in den Randschichten zu finden, sondern gleichmäßig verteilt im stärkehaltigen Mehlkörper.
Detaillierte und interessante Hintergrundinformationen finden Sie in dem humorvoll geschriebenen Buch »Prost Mahlzeit – Krank durch gesunde Ernährung«.
Um in den Genuss von gesunden und natürlichen Vitaminen der B-Gruppe, von A, C, D und E und allen im Getreide enthaltenen Mineralstoffen zu kommen, können Sie Sprossen kaufen oder selbst ziehen.

> **!** Kleine Vitalstoffbomben, günstig und lecker sind selbst gezogene Sprossen.
> Lassen Sie sich im Naturkostladen beraten.

Was ist sauer – was ist basisch?

Leider herrscht selbst unter Ernährungswissenschaftlern Uneinigkeit, was nun säure- und was basenbildend ist. Hier werden kritiklos fatale Irrtümer übernommen und weltweit verbreitet. Zum Beispiel: *Zitrone* sei basenbildend! Zitronensäure hat einen pH-Wert von etwa 3, ist also 10 000(!) mal saurer als der Neutralwert von 7. Die Theorie dahinter: Zitronensäure ist eine organische Säure, und organische Säuren werden zu Kohlendioxid und Wasser verbrannt, die Vitalstoffe und basischen Mineralien freigesetzt, also ist die Zitrone (und andere Zitrusfrüchte) basenbildend.

Säuren lassen Blutplättchen erstarren und führen zu sogenannten Geldrollen! Nachweisbar mit der Dunkelfeldmikroskopie.

Aber ein Verbrennungsprozess kann erst in den Zellen selbst stattfinden, vorher passiert die Säure die Schleimhaut des Mundes, das Zahnfleisch, die Zähne, die Wände der Speiseröhre, des Magens und des Darmes. Auch im weiteren Verlauf des Durchgangs durch den Körper, z. B. in der Leber, passiert keine Verbrennung. Die Darmzotten lehnen übrigens die Aufnahme von starken Säuren ab, sie schalten sozusagen ab, und so muss der Darmbrei uneingedickt den Darm verlassen (saure Früchte, zu viel Wein führen zu Durchfall!).

Kleine Chemiekunde

In der Chemie werden Säuren und Basen als schwach, mittel und stark eingestuft. Alle Säuren haben einen gemeinsamen Bestandteil, die Wasserstoffionen, kurz H-Ionen genannt. Jede Säure, die sich in Lösung befindet, besteht aus H-Ionen und dem Säurerest. Analog dazu bestehen die Basen auch aus einem gemeinsamen Bestandteil, den Hydroxylgruppen-Ionen, kurz OH-Ionen genannt, und einem Basenrest.

Durch das Zusammentreten des Säurerestes mit einem Basenrest entstehen Salze. Der Chemiker unterscheidet nach Säuren, die stark oder schwächer ionisieren = Zerfall eines Moleküls (Salzes) in seine Bestandteile (Ionen).

Ein Beispiel: Salzsäure ist eine stärkere Säure als Milchsäure, Zitronensäure oder Phosphorsäure. Milchsäure und Zitronensäure wiederum sind stärker als Phosphorsäure oder Kohlensäure.

Schwach	Mittel	Stark
Kohlensäure	Phosphorsäure	Essigsäure Milchsäure Apfelsäure Zitronensäure Weinsäure Harnsäure Oxalsäure

Die Stärke einer Säure bzw. einer Base ist ausschlaggebend für die Löslichkeit der von ihr gebildeten Salze. Wenn sich eine verhältnismäßig schwache Säure wie die Kohlensäure mit einer verhältnismäßig schwachen Base zu einem Salz verbindet, so ist dieses Salz schwer wasserlöslich und neigt zur Ausfällung.

Unsere Knochen und Zähne bestehen hauptsächlich aus Phosphor und Kalzium. Aus der Verbindung starker Säuren mit dem schwächeren Kalzium entstehen wasserlösliche Salze.

Ein solches Salz ist der kohlensaure Kalk. Verbindet sich aber die schwache Kohlensäure mit einer stärkeren Base wie Natron oder Soda, so ist das gebildete Salz wasserlöslich. Für den Aufbau von festen, unlöslichen Verbindungen von Knochen und Zähnen ist diese Tatsache wichtig. Wenn sich die etwas stärkere Phosphorsäure mit dem gleich starken Kalzium verbindet, entsteht als unlösliches Salz der phosphorsaure Kalk, aus dem die Knochen und Zähne hauptsächlich zusammengesetzt sind.

Verbindet sich aber Phosphorsäure mit einer stärkeren Base wie z. B. Kalium, so wird diese Verbindung wieder wasserlöslich. Das heißt auch, dass jede Säure, die stärker als Phosphorsäure ist, mit allen Basen lösliche Salze bilden.

Säuren demineralisieren unsere Knochen

Nun kann man wohl verstehen, warum stärkere Säuren als die Phosphorsäure, aus der Knochen, Zähne, Knorpel etc. bestehen, die schwächere Base Kalzium zur Neutralisation *rauben* und unwiederbringlich vernichten, und warum die chemisch starken Säuren aus *sauren* Früchten (Fruchtsäure), Gemüsen (Oxalsäure) und bereits vergärten Milchprodukten wie Yoghurt, Quark oder saurer Sahne (Milchsäure) dem ganzen Körper schaden.

Das macht sauer:

- **Zucker**
- **Nudeln**
- **Fleisch**
- **Getreide**
- **Limonaden**
- **Süßigkeiten**
- **Colagetränke**
- **Trauer**
- **Stress**
- **Angst**
- **Ärger**
- **Wut**

Wichtiger Buchtipp

Der Autor und Chemiker *Fred W. Koch* beschreibt in seinem Buch »Saure Nahrung macht krank« sämtliche leichten, mittleren und schweren Säuren und mit welchen leichten, mittleren oder schweren Basen sie sich verbinden, wo entstehen welche Salze, welche Verbindungen werden wasserlöslich, wie entstehen Nieren- oder Gallensteine usw.

Mit diesem Hintergrundwissen ist für mich die Bestimmung des pH-Wertes nach PRAL problematisch, der weltweit als Basis für Säure-Basen-Tabellen verwendet wird. Und diese unterscheiden sich von meiner Säure-Basen-Tabelle. PRAL heißt *Potenzielle renale Säurebelastung,* wobei die Belastung der Nieren nach der Verstoffwechselung des betreffenden Lebensmittels gemessen wird.

Zitronensäure ist 10 000-mal saurer als der Neutralwert von 7.

PRAL-Listen geben den rechnerischen, labortechnischen Verstoffwechselungswert eines Lebensmittels an, und zwar, wie leicht oder schwer ein Lebensmittel verstoffwechselt wird. Das ist alles! Was aber hat das mit Säuren und Basen zu tun? Diese werden überhaupt nicht berücksichtigt! Nach PRAL brauchen einfach zu verstoffwechselnde Lebensmittel wenig Energie zur Aufspaltung, es fällt wenig Abfall an, das Lebensmittel wird als basisch eingestuft!

Je einfacher ein Lebensmittel zu verdauen ist, desto höher der Basenwert.

Beispiel Zucker: PRAL **0,0 = Neutral**

Der Wert sagt lediglich aus, dass der Körper gar keine oder wenig Energie aufwenden muss, um einen Einfachzucker aufzunehmen. Es fällt wenig Abfall an. Deshalb ist er neutral. **In Wirklichkeit zerfällt Zucker teils zu Milch-, teils zu Essigsäure und ist daher stark säurebildend!**

Braucht der Körper viel Energie, um ein Lebensmittel zu verdauen, und fallen viele Abfallstoffe bei der Verdauung an, hat das entsprechende Lebensmittel einen hohen PRAL-Wert.

Je schwerer ein Lebensmittel zu verdauen ist, desto höher ist sein Säurewert.

Beispiel gedämpfter Fisch: PRAL **+ 10,8 = sehr säurebildend**

Vergessen wird dabei, dass tierische (und pflanzliche) Eiweiße ganz viele eigene basische Mineralien und wichtige Vitamine mitbringen, also den Körper nicht entmineralisieren und kombiniert mit $^{2}/_{3}$ basischem Gemüse, Kartoffeln oder Blattsalat keine Säureschäden hinterlassen.

Ich kann also die mathematische PRAL-Liste nicht mit den empirischen Werten aus meiner Säure-Basen-Tabelle vergleichen. Mich interessieren die relevanten Aspekte menschlicher Ernährung: Welche Säuren und Basen bringt ein Lebensmittel **vor** der Verdauung mit? Denn Essig-, Frucht-, Milch-, und Oxalsäure richten den Schaden **vor** der Verbrennung an, an den Zähnen, der Speiseröhre, den empfindlichen Schleimhäuten, in der Leber usw. Mit meiner Säure-Basen-Tabelle befinden Sie sich immer auf der sicheren Seite, denn zu viele Basen können Sie nicht über die Ernährung aufnehmen, zu viele Säuren leider ganz schnell, selbst über Gemüse und Früchte, die Oxal- oder Fruchtsäuren enthalten.

Das ist basisch:

- **Pilze**
- **Sahne**
- **Mandeln**
- **Frische Kräuter**
- **Viele Obstsorten**
- **Viele Kräutertees**
- **Viele Gemüsesorten**
- **Alle grünen Blattsalate**
- **Basisches Aktivwasser**
- **Bewegung an der frischen Luft**
- **Lebensfreude**
- **Optimismus**
- **Muße**
- **Liebe**

Zweite Maßnahme:
Die richtige Flüssigkeitszufuhr

Viel trinken ist wichtig

Vorab sei gesagt: Sie benötigen täglich mindestens zwei Liter Flüssigkeit, um mit *BodyReset* Erfolg zu haben.
Früher dachte ich, mit einem mineralienreichen, stillen Mineralwasser in der Glasflasche tue ich meinem Körper das Beste, was es für Geld zu kaufen gibt. Nun wurde ich eines Besseren belehrt. Jetzt ärgere ich mich darüber, in den letzten 20 Jahren rund 20 000 Schweizer Franken für Wasser bezahlt zu haben, welches von der wichtigsten Eigenschaft her nicht wirklich besser ist als Leitungswasser! Und das ist das sogenannte Redoxpotenzial. Abgekürzt beschreibt der ORP-Wert die Eigenschaft, Elektronen aufzunehmen oder abzugeben. Wenn Wasser negativ geladen ist, ist es reich an freien Elektronen und hat antioxidative Eigenschaften. Ist es dagegen positiv geladen, und das sind bis auf fünf Quellen auf der ganzen Erde sowohl Leitungs-, Quell- und Mineralwasser(!), ist es arm an freien Elektronen und hat damit eine oxidierende (rostende) Eigenschaft! Ob mein Auto oder mein Körper, rosten heißt im naturwissenschaftlichen Sinn, dass eine Substanz Elektronen, also Energie, abgeben muss, die sie eigentlich zu ihrem Erhalt benötigen würde.

Basisches, reines, elektronenreiches (bis -800 mV), kleingeclustertes und sauerstoffreiches Aktivwasser gibt es nur noch an 5 Orten auf diesem Planet! Unter anderem das Lourdeswasser und das Gletscherwasser der Hunzas mit den meisten 100-jährigen Menschen.

Ionisiertes Aktivwasser

Durch das negative Redoxpotenzial ist ionisiertes Wasser (basisches Aktivwasser) ein starkes Antioxidans. Japanische Forscher haben bewiesen, dass ionisiertes Wasser mit einem Redoxwert (ORP) von -100 bis -800 mV (Millivolt) mit seinen überschüssigen Elektronen die freien Radikale im Körper ihre schädliche Wirkung auf gesunde Körperzellen verhindern kann.

Unterschätzte Gefahr

Eine der gefährlichsten Entwicklungen unserer Zeit ist die PET-Fflasche. Sie wird aus Schweröl und östrogenhaltigen Weichmachern hergestellt. Bei der Herstellung von PET-Flaschen entsteht Acetaldehyd als Abbauprodukt, welches in den Flascheninhalt übergeht, genau wie die Hormone der Weichmacher. In der EU wird Acetaldehyd mit Verdacht auf krebserregende Wirkung eingestuft.

Der Wissenschaftler *Klaus-Peter Kolbatz* hat viele interessante Experimente dazu durchgeführt. Es ist wirklich eine Überlegung wert, welches Wasser man aus welchem Gefäß trinkt, denn Wasser ist das, was unser Körper täglich in bester Qualität zur *Müllentsorgung* am meisten braucht!

Gutes Quellwasser enthält pro Liter etwa hunderttausend Elektronen, basisches Aktivwasser über 10 Billionen! Elektronen können freie Radikale unschädlich machen und liefern Energie.

Wie basisches Aktivwasser wirkt und was es kann

Basisches Aktivwasser ist fein geclustert und reichert sich im Wasserionisierer auf natürliche Weise mit den basischen Mineralien in ionisierter Form (OH-Ionen und aktivem Wasserstoff) an. Daher ist es für den Körper *flüssiger* und leichter zu trinken. Damit können auch mehr Sauerstoff und Vitalstoffe zu den winzigsten Blutgefäßen (z. B. den Haarkapillaren oder den Sehnerven) transportiert werden. Durch die hohe An-

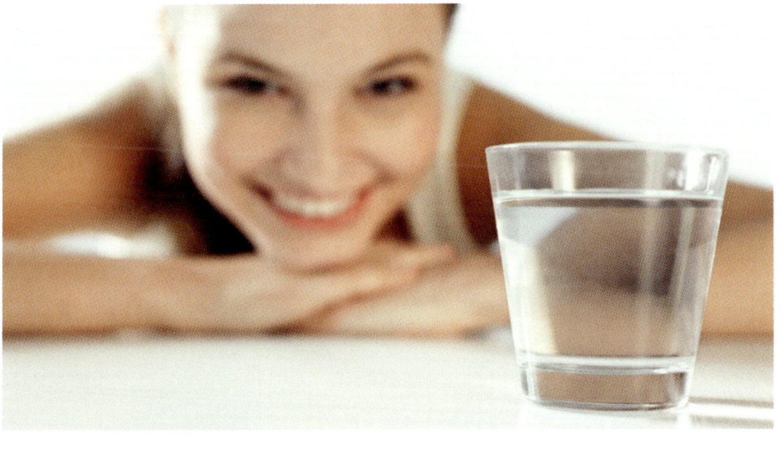

Die Wahl des richtigen Wassers ist enorm wichtig!

zahl an Antioxidantien werden freie Radikale unschädlich gemacht, der Hauptursache für Altern im Allgemeinen und der Faltenbildung im Besonderen.

Betrachten Sie Ihren Körper in Zukunft genauso wie Ihre Wohnung, Ihre Pflanzen, Ihr Auto: Nähren Sie ihn, pflegen Sie ihn, und reinigen Sie ihn (innerlich) regelmäßig.

Da ein Wasserionisierer eine Langzeitanschaffung für etwa 20 Jahre ist, sollten Sie unbedingt die Qualität der Angebote prüfen. Es gibt in Europa gute und weniger gute Wasserionisierer, aber nur einen mit dem patentierten Aquaspace, einem Doppelfiltersystem (zwei Filter), ein Filter kann keine solche Leistung bringen, auch wenn das manchmal behauptet wird. Mittlerweile steht in meiner heimischen Küche ein Wasserionisierer, der durch dieses Technologie-Filtersystem und aufgrund einer Elektrolysekammer aus meinem ganz normalen Leitungswasser reines, sauberes Wasser produziert, weil Schwermetalle und gesundheitsgefährdende Stoffe nahezu gänzlich herausfiltert werden. Anschließend wird mein Wasser durch den Elektrolysevorgang ionisiert, basisch, sauerstoffreich und antioxidant!

Wissenschaftliche Literatur und Bezugsquelle finden Sie unter **www.bodyreset.com.**

Basisches Aktivwasser kann durch seine basische Eigenschaft nicht nur entsorgen, sondern auch Puffer schaffen und Säuren binden! Es gleicht Ernährungsfehler aus, weil damit mehr Sauerstoff in die Zellen kommt, denn nur **mit** Sauerstoff kann Fett aus den Reserven des Körpers mobilisiert werden, und Sie nehmen dadurch schneller ab. Die Erfahrung hat auch gezeigt, dass sich Cellulite und Übergewicht rund doppelt so schnell abbauen.

Weitere Vorteile sind: Ich spare langfristig sehr viel Geld, weil ich kein Mineralwasser mehr kaufen muss. Ich habe keine Schlepperei und produziere nahezu keinen Abfall mehr, außer dass zweimal im Jahr die Filter ausgewechselt werden müssen. Ich trinke das Wasser direkt ab dem Ionisierer aus einem Glas. Für unterwegs fülle ich das basische Aktivwasser in eine schadstofffreie Carbonflasche ab, welche auch so leicht ist wie PET, ohne deren negative Eigenschaften.

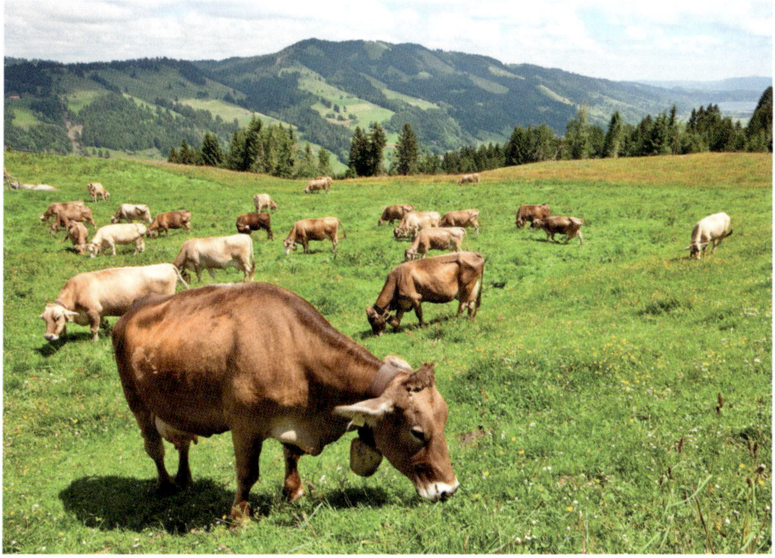

Glückliche Nutztiere brauchen Platz!

Dritte Maßnahme:
Die richtige Mineralstoffzufuhr

Voraussetzung für die Wiederherstellung des Säure-Basen-Gleichgewichts ist neben den richtigen Kombinationen der Verzehr von mineralstoffreichen Lebensmitteln.

Der Wert biologischer Produkte

Die Fruchtfolge, der Wechsel der angebauten Pflanzenarten, ist für den Biobauern von größter Bedeutung. Im biologischen Landbau wird auf Pflanzennachbarschaften geachtet, die sich gegenseitig fördern und vor Schädlingen schützen. Der Boden wird mit Dünger von artgerecht gefütterten Tieren genährt, was wiederum einen gesunden, für das Wachstum nährstoffreicher Pflanzen notwendigen Humus bildet.

Eier, Fleisch, Butter und Käse aus Bio-Produktion stammen von gesunden Tieren, die im natürlichen Kreislauf von Nahrung, Wachstum und Bewegung leben und gedeihen.

Das Fleisch dieser Tiere ...

... ist qualitativ hochwertiger als das von Tieren aus der Massen- und Mastzuchthaltung. Dort werden die Tiere teilweise mit Kunstfutter und Hormonen ernährt und unter Einsatz von Antibiotika *krankheitsfrei* gehalten. Die Tiere leiden unter Stress, Lieblosigkeit und Bewegungsarmut. Ihr furchtbares Los teilen diese armen Kreaturen tagtäglich mit Millionen von Leidensgenossen. Sie werden als Ware geboren und behandelt. Der Tod muss für sie eine wahre Erlösung sein. Auch wenn Bio-Produkte etwas teurer sind, sollten Sie Ihren Körper als Ihren besten Freund betrachten, den Sie lieben und verwöhnen. Daher ist das Beste gerade gut genug für ihn. Er sollte es Ihnen wert sein!

In meiner Praxis habe ich immer wieder die Erfahrung gemacht, dass während der Entschlackungsphase die Ernährung allein den hohen Mineralstoffbedarf nicht abdecken kann.

Auch in Supermärkten finden Sie zwischenzeitlich Eier, Käse, Butter, Sahne, Fleisch, Geflügel, Früchte und Gemüse aus kontrolliert biologischem Anbau.

Beim Fischkauf sollten Sie darauf achten, keine Zuchtfische zu kaufen. Auch diese Tiere fristen ein trauriges Dasein.

Ganz wichtig: Werden Sie ein kritischer Konsument. Informieren Sie sich über Inhaltsstoffe und die Zusammensetzung von Fertigprodukten.

Mit *BodyReset* tun Sie den ersten Schritt. So verbessern Sie nicht nur Ihre Figur und Ihre Gesundheit, sondern finden auch zum ökonomischen und ökologischen Gleichgewicht unserer Erde zurück.

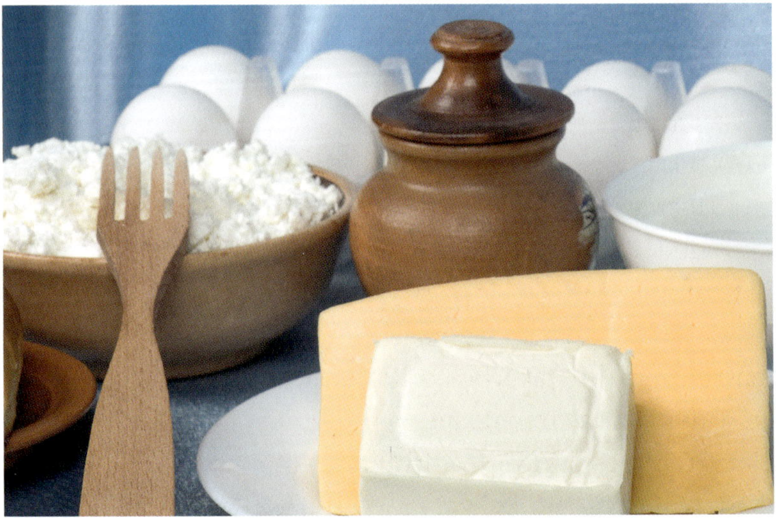

Viel gesünder: Milchprodukte und Eier vom Biohof

Besonders wertvoll: Pflanzliche Nahrungsergänzung

Einmal entschlackt und remineralisiert, genügt in der Regel eine Ernährung mit natürlichen und hochwertigen Lebensmitteln.

Bis es soweit ist, benötigen Sie zusätzliche Mineralstoffe in Form von Nahrungsergänzungen. Besonders geeignet sind dafür Produkte auf pflanzlicher Basis, die unter anderem auch sekundäre Pflanzenstoffe enthalten.

Bei Nahrungsergänzungen sollten Sie keine Kompromisse eingehen. Es gibt zwar Hunderte auf dem Markt, ich habe jedoch die Erfahrung gemacht, dass nur wenige wirklich den gewünschten Effekt bringen. Viele der Natur im Labor *nachgebauten,* hoch dosierten chemischen Präparate wie auch die billigen synthetischen Brausetabletten können zum größten Teil vom Körper nicht genutzt oder verfügbar gemacht werden. Das liegt daran, dass der Körper mit vielen nicht organischen Substanzen nichts anzufangen weiß, weil er sie einfach nicht erkennt oder weil sie disharmonisch zusammengestellt sind.

Pflanzliche Nahrungsergänzungen werden aus natürlich nachwachsenden Pflanzen, Früchten, Keimen und Kräutern mit hohem Mineraliengehalt hergestellt. Wo immer möglich, stammen die Rohstoffe aus biologischem Anbau. Da die einzelnen Mineralstoffe in natürlich gebundener Form nicht so hoch dosiert sind wie in synthetischen Monoprodukten, ist eine Überdosierung praktisch nicht möglich.

Deshalb empfehle ich, Mineralstoffdefizite mit pflanzlicher Nahrungsergänzung auszugleichen. Nur hochwertige und harmonisch aufeinander abgestimmte Inhaltsstoffe in konzentrierter, aber natürlicher Form sichern dem Körper während des Schlackenabbaus alle notwendigen Substanzen. Gleichzeitig können sich die Mineralstoffspeicher der Knochen, Blutgefäße und des Haarbodens wieder auffüllen.

Nahrungsergänzungen gibt es wie Sand am Meer, aber nur wenige erfüllen die Anforderungen. Informieren Sie sich am besten in einer *BodyReset*-Fachberatung oder bei einem *BodyReset*-Online-Service unter *www.bodyreset.com*

Vierte Maßnahme:
Die richtige Haut- und Körperpflege

Die Haut ist ein sehr wichtiges Ausscheidungsorgan. Sie besitzt einen Säuremantel. Puffern wir diesen Mantel mit einer basischen Lösung (z. B. basisches Badesalz), liefert der Körper sofort Säuren nach, um wieder den richtigen Haut-pH-Wert zu erreichen. So können Sie auf einfache Weise die Haut zu permanenter Ausscheidung anregen.

Durch die Ausscheidung von Säuren über die Haut entlasten Sie die inneren Organe: die Nieren können loslassen, überschüssiges Wasser, das zur Säureverdünnung zurückgehalten wurde, wird freigegeben. Anfangs werden Sie regelmäßig nach dem Basenbad zur Toilette müssen.

Die wirkungsvollsten Anwendungen sind Fußbad, Vollbad und Basenpolster. Eine genaue Beschreibung finden Sie im kostenlosen »Mein *BodyReset*-Fahrplan« unter **www.bodyreset.com.**

Basische Haut- und Haarpflege

Damit die Haut optimal funktionieren kann, sollten Sie generell für die Hautpflege Produkte auf natürlicher Basis (ohne Erdölbasis und ohne künstliche Zusatz- und Konservierungsstoffe) mit pH-Werten ab 7,0 verwenden. Bewährt haben sich ebenfalls basische Peelings, mit denen sich abgestorbene Hautzellen und Ablagerungen von Kosmetika (z. B. Silikone) gründlich entfernen lassen.

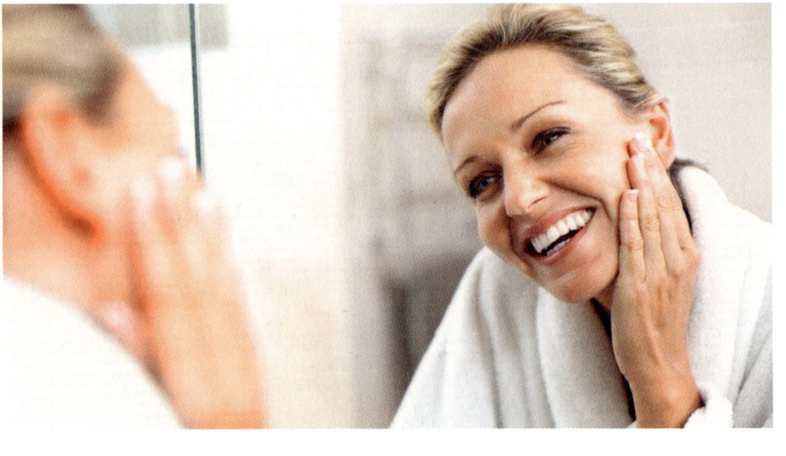

Hautbild sichtbar verbessern

Fünfte Maßnahme:
Die richtige Atmung und Bewegung

Richtig atmen

Jede einzelne Zelle ist abhängig von Sauerstoff. Allein schon durch richtiges Atmen können Sie den Säure-Basen-Haushalt positiv beeinflussen, denn über den Atem wird auch Säure ausgeschieden.

Ein täglicher Spaziergang von nur 20 Minuten mit bewusster Atmung bewirkt bei einer Übersäuerung eine Verschiebung in den neutralen bis basischen Bereich.

Wichtig ist dabei die richtige Atmung: Bewusste Tiefenatmung wirkt sich auch auf den Lymphfluss positiv aus.

Es gibt zwei Formen der Atmung:

- Die erste Form ist die mechanische, die wir 24 Stunden am Tag anwenden, ohne darüber nachzudenken. Dieses Atmen geschieht automatisch.
- Mit der zweiten Form, der bewussten Tiefenatmung, können wir unsere ganzen Körperfunktionen positiv beeinflussen.

Die richtige Atmung

Richtig atmen beeinflusst die Atmung der Zelle selbst, die durch das vegetative Nervensystem gesteuert wird. Hier geht es um die richtige Verbrennung, die Zufuhr von Sauerstoff und den Abtransport von Kohlensäure über die Blutbahn und Lunge.

Richtig atmen heißt, tief in den Bauch einatmen, tief aus dem Bauch ausatmen!

Richtig atmen heißt, durch die Nase einatmen und durch die Nase ausatmen! Sie werden schnell sauer, wenn Sie durch den Mund einatmen. Die Zellen bekommen nicht genügend Sauerstoff und sterben schneller ab. Mit dem Absterben fällt im Organismus zusätzlich Asche an. Durch dieses Abfallprodukt verschiebt sich der pH-Wert in den sauren Bereich.

Richtig atmen in Kombination mit einem sportlichen Ausdauerprogramm ist das Beste, was Sie für Ihren Körper tun können.

Richtig bewegen

Körperliche Bewegung aktiviert den Zellstoffwechsel und die Muskelpumpe. Deshalb trägt Bewegung wesentlich zum Erfolg von *BodyReset* bei. Die besten Ausdauerprogramme im maximalen Pulsbereich von 120 bis 130 sind Schwimmen, Radfahren, Joggen, Tennis, Aerobic, Wandern, Tanzen, Spinning, Callanetics, Inlineskating sowie Krafttraining mit kleinen Gewichten und vielen Wiederholungen.
Aber Achtung: Sport bis zum Muskelkater bedeutet Übersäuerung! Muskelkater ist nichts anderes als Milchsäure, die wie alle anderen Säuren mit Basen oder Mineralstoffen neutralisiert werden muss.

Das *BodyReset*-Fitness-Programm

Sieben Übungen à drei Minuten für eine perfekte Figur

Wie bekomme ich ohne große Anstrengung und ohne großen Zeitaufwand während der Kur eine schöne Silhouette und ein straffes Bindegewebe? Dazu habe ich einige einfache, aber sehr effiziente Übungen entwickelt, die Sie schon am Morgen vor dem Aufstehen im Bett durchführen können.
Zusammen mit der richtigen Tiefenatmung bei offenem Fenster können Sie auf einfache und bequeme Weise schon vor dem Frühstück Ihr Mindestsoll an Bewegung und Sauerstoffaufnahme erfüllen.

Alle Übungen bestehen aus einem kleinen, aber oft zu wiederholenden Bewegungsablauf. Damit bauen Sie gezielt die beanspruchten Muskeln auf.

Und so geht's:

Zählen Sie gedanklich beim Einatmen eins, beim Ausatmen zwei, beim Einatmen drei, beim Ausatmen vier usw.
Pro Einatmen oder Ausatmen wird die Übung zweimal gemacht. Das heißt, wenn Sie z. B. bis zehn gezählt haben, haben Sie die Übung 20-mal wiederholt. Wenn Sie bis 50 gezählt haben, haben Sie die Übung 100-mal wiederholt.
Zählen Sie am Anfang bis zehn, und versuchen Sie, täglich um fünf zu erhöhen, bis Sie auf der angegebenen Höchstzahl sind:

30 bis 50, je nach Übung. Das entspricht 60 bis 100 Wiederholungen. Nur mit dieser Mindestanzahl erreichen Sie eine Verbesserung Ihrer Silhouette. Natürlich ist mehr immer erlaubt. Hilfspunkt bei allen Übungen sind Ihre Hüftknochen, die jeweils in der Ausgangsposition mit den Händen berührt werden. Danach wird der Po angespannt, und zwar bei allen Übungen.

Muskelkater bedeutet immer Übersäuerung!

Nach jeder Übung oder jedem Übungsblock sollten Sie sich frei und breit nach allen Seiten recken und strecken, so wie Sie das tun, wenn Sie gerade aufgewacht sind.

Erste Übung: Für straffe Innenschenkel

Seitlich liegen, den Kopf in die Armbeuge legen oder mit einer Hand aufstützen, mit der anderen den Hüftknochen berühren.

Achtung: Kein Hohlkreuz machen!

Jetzt das obere Bein angewinkelt über das untere Bein legen und den Po anspannen. Das untere Bein gestreckt etwa zehn Zentimeter anheben und in dieser Position zwei bis drei Zentimeter nach oben und unten bewegen. Bis 50 zählen (= 100 Wiederholungen).

Wiederholen Sie die Übung auf der anderen Seite!

Achten Sie bitte bei den Übungen auf ruhiges Atmen. Zählen Sie beim Einatmen eins, beim Ausatmen zwei usw.

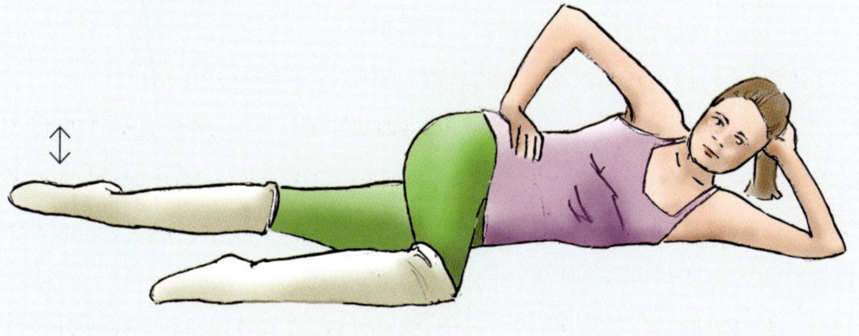

Zweite Übung: Für straffe Innenarme und einen festen Busen

Auf dem Bauch liegen, Kopf auf eine Seite legen. Beide Hände an die Hüftknochen legen. Hüfte nach unten drücken, Po anspannen. In dieser Position bleiben. Arme seitlich ausstrecken und ohne zu beugen hinter den Rücken führen. Je näher sich die Daumen kommen, umso besser. Nun die angespannten Arme zwei bis drei Zentimeter nach oben und unten bewegen.

Bis 25 zählen (= 50 Wiederholungen), gestreckte Arme auf dem Po kurz ablegen, den Kopf auf die andere Seite drehen und nochmals bis 25 zählen (= nochmals 50 Wiederholungen).

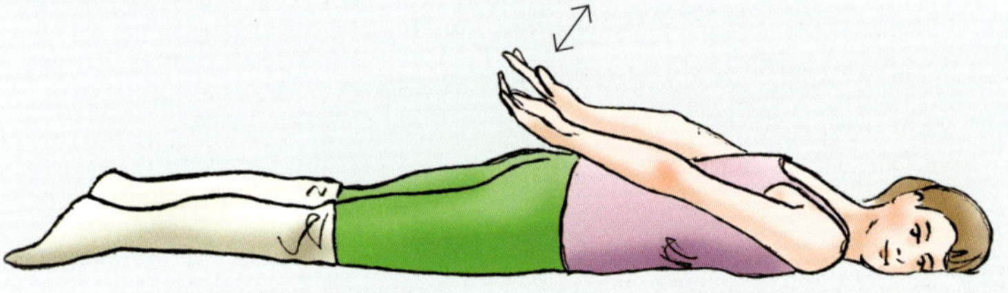

Sieben Übungen, für jede drei Minuten Zeit, das sind 21 Minuten am Tag für eine perfekte Figur! Vom Wohlbefinden nach den Übungen ganz zu schweigen.

Dritte Übung: Strafft oberen Außenschenkel und unteren Gesäßmuskel

Seitlich liegen, den Kopf in die Armbeuge legen oder mit einer Hand aufstützen. Mit der anderen Hand den Hüftknochen berühren.

Achtung: Kein Hohlkreuz machen!

Das untere Bein strecken, das obere Bein parallel zum unteren Bein etwa zehn Zentimeter anheben, leicht anwinkeln und, ohne die Hüften zu bewegen, nach innen eindrehen, bis es nicht mehr geht. Die Hand von der Hüfte nehmen und ausstrecken.

Po anspannen und das Bein so weit wie möglich in die Nähe der ausgestreckten Hand bewegen. In dieser Position Richtung Hand zwei bis drei Zentimeter hin und zurückbewegen. Bis 50 zählen (= 100 Wiederholungen).

Wiederholen Sie die Übung auf der anderen Seite!

Die Übungen können Sie bei geöffnetem Fenster einfach und bequem durchführen.

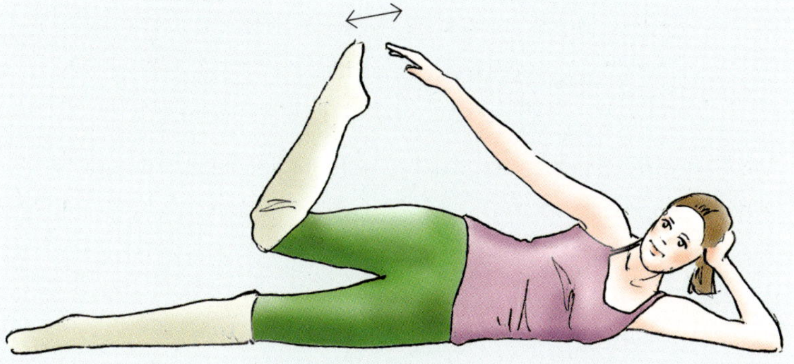

Vierte Übung: Oberschenkel, Po und Hüfte straffen

Auf dem Rücken liegen, Beine leicht öffnen und anwinkeln. Hände auf die Hüftknochen legen. Po anspannen und das Becken so weit anheben, bis es nicht mehr geht. Oben bleiben und zwei bis drei Zentimeter nach oben und unten bewegen. Bis 30 zählen (= 60 Wiederholungen).

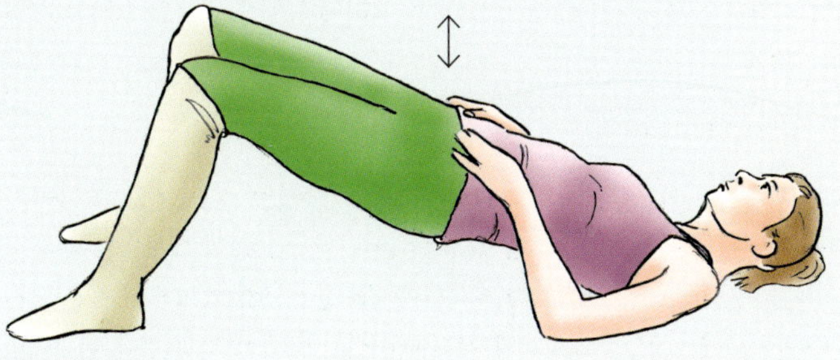

Fünfte Übung: Den Bauch straffen

Gleiche Ausgangsstellung wie bei Übung vier.

Po anspannen und Becken nach oben drücken, ohne es jedoch anzuheben. Bauchmuskeln anspannen, Schultern anheben, auf den Ellbogen abstützen. Den Blick gerade zur Decke richten, einen Punkt fixieren und darauf bleiben.

Denken Sie daran, sich nach jeder Übung frei und breit nach allen Seiten zu recken und zu strecken.

Mit dieser Körperhaltung können sich Hals und Schultern entspannen. Arme loslassen und in Richtung Knie bewegen. Jetzt zwei bis drei Zentimeter hin und her bewegen, immer mit angespannten Bauchmuskeln.

Bis 50 zählen (= 100 Wiederholungen).

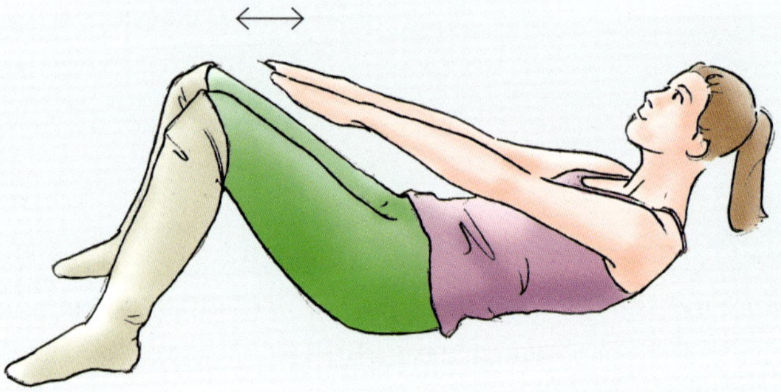

Sechste Übung: Oberschenkel und den unteren Gesäßmuskel straffen

Auf dem Bauch liegen, Kopf auf eine Seite legen.

Das Bein, das sich auf der Seite Ihrer Kopflage befindet, bleibt ausgestreckt und passiv. Hände an die Hüftknochen.

Po anspannen, das Becken Richtung Boden drücken. Nun das andere Bein gestreckt etwa fünf Zentimeter anheben und gegen den Widerstand des Beckens zwei bis drei Zentimeter nach oben und unten bewegen. Bis 50 zählen (= 100 Wiederholungen).

Dann die Seite wechseln und die Übung wiederholen.

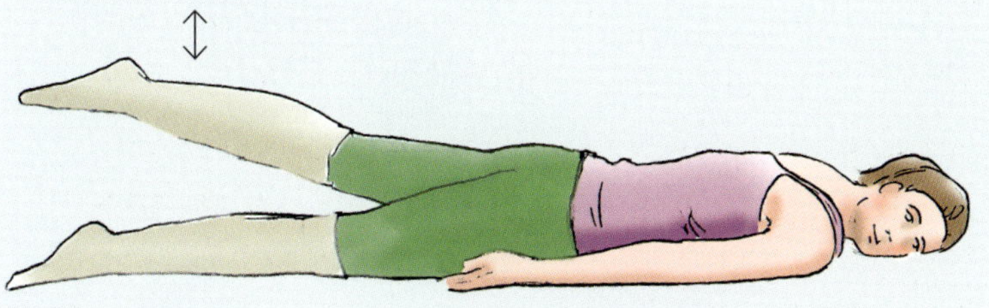

Bewegung trägt ganz maßgeblich zum Erfolg von *BodyReset* bei. Zum richtigen Bewegen gehört die richtige Atmung!

Siebte Übung: Strafft oberen Gesäßmuskel

Die Übung fängt genauso an wie die sechste Übung. Jedoch wird diesmal das zu bewegende Bein angewinkelt und so hoch wie möglich nach oben bewegt. In dieser Position wiederum zwei bis drei Zentimeter gegen den Widerstand des Beckens auf und ab bewegen, das Sie Richtung Boden drücken. Bis 50 zählen (= 100 Wiederholungen).

Dann die Seite wechseln und die Übung wiederholen.

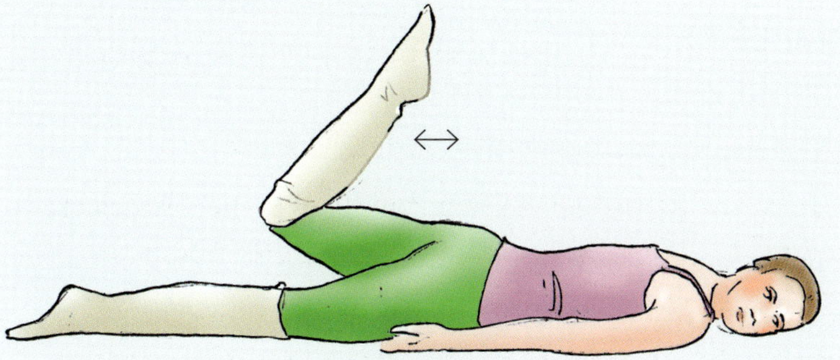

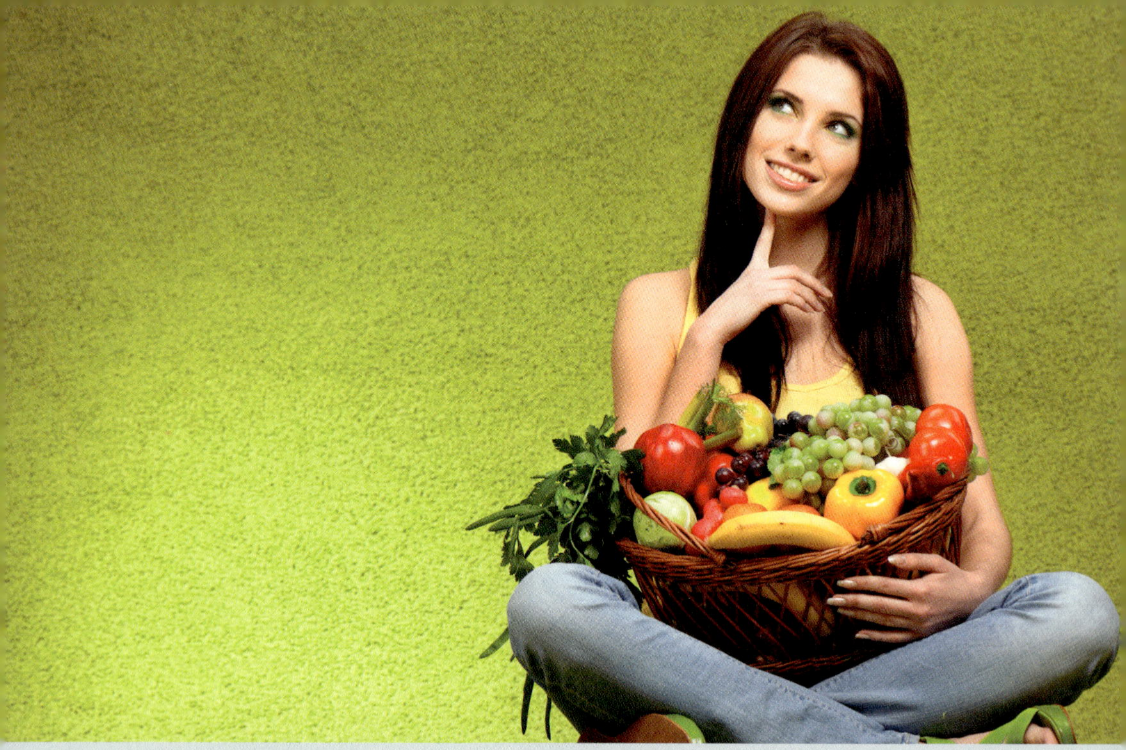

5 Die praktische Anwendung

BodyReset: der Einstieg

Konzentrieren Sie sich in den ersten zwei Wochen auf die wichtigsten Bereiche.

Das sind:

- Ernähren Sie sich nach *BodyReset*
- Trinken Sie genügend Wasser und basischen Kräutertee
- Nehmen Sie regelmäßig eine geeignete Nahrungsergänzung
- Beginnen Sie mit einem täglichen, basischen Fußbad von 30 bis 60 Minuten
- Verwenden Sie basische Körperpflegeprodukte (Duschgel, Shampoo, Bodylotion oder Hautöl)

Sie machen keine **Diät.** Dennoch werden Sie abnehmen, weil Sie keine konzentrierten, im Stoffwechsel säurebildenden Kohlenhydrate wie Zucker, Reis, Pasta usw. essen.
Wer bisher keine oder selten eine Diät gemacht hat, wird vom dritten Tag an kontinuierlich abnehmen, und zwar etwa 0,5 bis 1,5 kg pro Woche, je nach Übergewicht.
Diätgeschädigte unterliegen in den ersten Tagen dem sogenannten Jo-Jo-Effekt. Mit jeder Crashkur versucht Ihr Körper, mit einem Minimum an Energie auszukommen. Kaum essen Sie wieder normal, bunkert Ihr Körper Reserven in Form von Fettpölsterchen für die immer wiederkehrenden Notzeiten, die der Körper schon abgespeichert hat. Mit *BodyReset* werden Sie anfangs zwar nicht zunehmen, aber der Körper braucht etwa fünf bis zehn Tage, um zu akzeptieren, dass Nahrung, d. h. Energie im Überfluss vorhanden ist. Dann erst lässt er los und verbrennt wieder zu 100 %. Und Sie verlieren Ihre Pfunde genauso schnell wie alle anderen!
Halten Sie ihren normalen Tagesablauf ein, gehen Sie Ihren Hobbys und sportlichen Aktivitäten nach. Der Mensch ist ein Gewohnheitstier. Daran scheitern zum Beispiel die meisten Vorsätze für eine gesündere Lebensweise.

Wenn Sie Fragen zur basischen Körperpflege haben, wenden Sie sich bitte an eine *BodyReset*-Fachberatung oder einen *BodyReset*-Online Service unter *www.bodyreset.com*

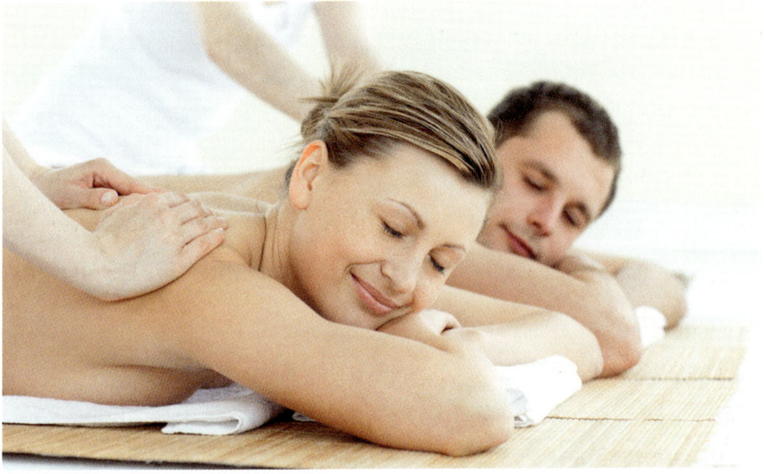

Genießen Sie basische Körperpflege.

Zutaten für die Küche

Um langfristig schlank, fit und schlackenfrei zu bleiben, sollten Sie möglichst hochwertige und naturbelassene Produkte zur Zubereitung Ihrer Speisen verwenden.

Folgende Produkte brauchen Sie von Anfang an	
✔ Kartoffelvollmehl	✘ statt Weizenmehl/Maisstärke
✔ Bio-Gemüsebrühe*	✘ statt Fleisch- und Hühnerbrühe
✔ Bio-Butter	✘ statt normale Butter oder Margarine
✔ Bio-Sahne	✘ statt Kaffeerahm, Saucenrahm, Joghurt und Milch
✔ Ur*- oder Steinsalz	✘ statt raffiniertes Kochsalz auch Meergewürzsalz
✔ Bio-Senf	✘ statt normalen Senf

*** Diese Produkte erhalten Sie in den meisten BodyReset-Fachberatungen unter *www.bodyreset.com***

Diese Produkte erhalten Sie im Reformhaus, im Bioladen, in der Bioabteilung der großen Supermärkte, einige Spezialprodukte über die *BodyReset*-Fachberatungen oder den *BodyReset*-Online-Service unter *www.bodyreset.com*

Verwenden Sie nach und nach folgende Produkte	
✔ Bio-Pflanzenöle	✘ statt herkömmliche Öle und Butterschmalz
✔ Birnendicksaft, Melasse, Ahornsirup, Stevia, Palmzucker	✘ statt raffinierten Zucker
✔ Bio-Kräuter frisch oder getrocknet*	✘ statt Fertiggewürzmischungen
✔ Bio-Mayonnaise	✘ statt Mayonnaise

Verwenden Sie nach und nach folgende Produkte	
✔ Ungesalzene, geschälte Mandeln	✘ statt gesalzene Nüsse
✔ Bio-Wein	✘ statt Wein
✔ Basisches Aktivwasser*	✘ statt Wasser aus PET-Flaschen
✔ Basische Kräutertees*, Bio-Trauben-, Apfel-, Birnensaft mit Wasser verdünnt	✘ statt Limonaden und Colagetränke

Finger weg!

Bitte konsumieren Sie in den nächsten vier Wochen:

✘ Keine Halbfertig- oder Fertigprodukte mit chemischen oder synthetischen Zusatzstoffen. Diese Stoffe belasten und blockieren den Stoffwechsel. Informieren Sie sich bitte in Zukunft über die Inhaltsstoffe. Leider enthalten viele Nahrungsmittel vom Gesetz tolerierte Zusatzstoffe, die der Körper nicht brauchen kann.

✘ Keine fertigen Fleisch-, Fisch- und Wursterzeugnisse. Sie enthalten versteckte Fette und unerwünschte Zusatzstoffe!

✘ Keine konzentrierten Kohlenhydrate. An Tagen, an denen Sie konzentrierte Kohlenhydrate zu sich nehmen, bauen Sie keine Schlacken ab!

✘ Keine Limonaden, Colagetränke und Alkopops. Sie enthalten viel Zucker und chemische Zusatzstoffe. Diese Getränke dehydrieren und übersäuern Ihren Organismus und unterstützen dadurch die Entwicklung von Cellulite und Übergewicht. Limonaden mit Alkohol behindern den Fettstoffwechsel und belasten die Entgiftungsorgane.

Je hochwertiger und natürlicher die Lebensmittel, Zutaten und die Wasserqualität sind, umso schneller sehen und spüren Sie die positiven Veränderungen.

Das dürfen Sie trinken

- ✔ **Viel stilles Mineralwasser** oder – noch besser – basisches Aktivwasser. Je mehr Sie trinken, desto reibungsloser funktioniert Ihr Stoffwechsel (siehe S. 25 f.).
- ✔ **Bio-Trauben-, Apfel- oder Birnensaft** gemischt mit mind. 70 % stillem Mineralwasser oder 50 % basischem Aktivwasser
- ✔ **Basische Gemüsesäfte** als Aperitiv.

Kräutertee-Mischungen

Wichtig: Trinken Sie keine als Entwässerungstee bezeichneten Teemischungen. Der Körper lässt überschüssiges Wasser von selbst los, wenn Sie ihn entlasten.

Kräutertee-Mischungen sind gesund und schmecken gut. Dabei gibt es jedoch einiges zu beachten. Oft werden Teemischungen mit entschlackenden Eigenschaften angeboten, die in Wirklichkeit aber hauptsächlich entwässern, was nicht im Sinne von *BodyReset* ist. Wie bereits auf Seite 23 f. beschrieben, hält der Körper bei hohen Säurekonzentrationen Wasser zurück und bildet Stauungen. Deshalb sind entwässernde Tees eher kontraproduktiv, weil der Organismus dieses Wasser gar nicht hergeben will. Entschlackende Teemischungen trinken Sie bitte erst dann, wenn der Säure-Basen-Haushalt ausgeglichen ist. Mit der Lösung alter, eingelagerter Schlacken belasten wir unseren Organismus zunächst einmal wieder mit dem jetzt reaktivierten Säureteil, den es neu zu binden gilt.

Kaffee und Schwarztee

Sowohl Kaffee wie Schwarztee enthalten Gerbsäure und entziehen dem Körper Wasser. Generell sollten Sie maximal zwei Tassen am Morgen trinken und, wenn es sein muss, eine Tasse am Nachmittag. Nehmen Sie etwas Sahne anstelle von Milch oder Kaffeerahm. Und trinken Sie immer ein Glas Wasser dazu. Auch im Restaurant erhalten Sie in der Regel problemlos ein Glas Wasser, wenn Sie darum bitten.

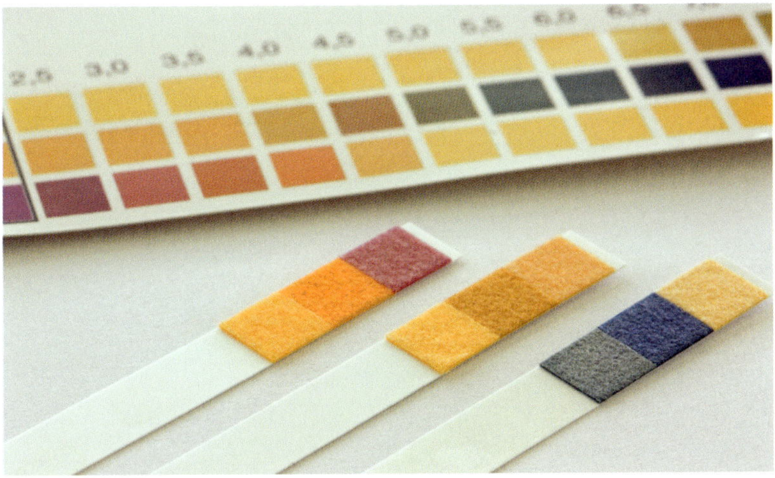

Nur »nicht blutende« Indikatorenstäbchen zeigen zuverlässige Werte (fragen Sie Ihren Apotheker nach »nicht-blutenden Indikatoren-stäbchen«. Er weiß, was damit gemeint ist).

1 Erster Schritt: Neutralisation – die ersten 14 Tage

Darm und Verdauungsorgane entlasten

Die ersten 14 Tage sind so konzipiert, dass dem Körper

- Wenig Säure
- Keine säurebildenden Kohlenhydrate
- Keine chemischen und synthetischen Lebensmittel-zusatzstoffe

zugeführt werden. Alles, was Sie essen, kann praktisch zu 100 % verdaut werden. Die Kombinationen sind basenüberschüssig, bilden im Stoffwechsel wenig Abfallprodukte und entlasten Darm und Verdauungsorgane.

In der Neutralisationsphase entlasten wir unseren Stoffwechsel durch leicht verdauliche, basenüberschüssige, mineralstoffreiche Lebensmittel und Getränke. Unter diesen Bedingungen kann der Körper vorhandene Säuren in den Körperflüssigkeiten ausscheiden. Damit bringen wir uns automatisch wieder ins Säure-Basen-Gleichgewicht.

Erfahrungsgemäß können die meisten Menschen problemlos zwei bis vier Wochen auf die schlimmsten Dickmacher und die größten Säurespender verzichten.
Das Ziel des ersten Schrittes erreichen Sie nur, wenn Sie in dieser Zeit basenüberschüssige Mahlzeiten mit einfachen, basischen Kohlenhydraten einnehmen und die wichtigsten basischen Entlastungsmaßnahmen einhalten.

Die Ernährungskomponenten	
Die Energielieferanten	Kartoffeln, Bananen, Butter, hochwertige Öle, Sahne, Mandeln
Die Basenlieferanten	Grüne Blattsalate, alle basischen Gemüse, alle basischen Früchte, pflanzliche Nahrungsergänzungen
Die Eiweißlieferanten	Käse, Eier, Fisch, Huhn, Fleisch, Soja- und Quornprodukte*

*** Quorn ist ein eiweißreicher Pilz, der als Fleischersatz dient.**

Mit den empfohlenen Kombinationen vermeiden Sie einen Mineralstoffabbau sowie die Bildung neuer Schlacken und Fettpölsterchen. Um gleichzeitig die Mineralstoffdepots wieder aufzufüllen, empfehle ich zusätzlich eine pflanzliche Nahrungsergänzung. Beginnen Sie mit der empfohlenen Mindestmenge. In der Entschlackungsphase steigern Sie die Dosierung auf die empfohlene Höchstmenge. Bei Symptomen wie Haarausfall, Besenreiser und Stauungen benötigen Sie von Anfang an die höchste Dosierung (siehe auch S. 82 f.)

Wenn Sie gern kochen, sind Ihrer Phantasie und Kreativität keine Grenzen gesetzt. Ich habe für Sie die wichtigsten Grundrezepte zusammengestellt. Sie können Ihre Menüs auch selbst kombinieren oder nach meinen Vorschlägen kochen.

Geeignete, pflanzliche Nahrungsergänzungen erhalten Sie in jeder BodyReset Fachberatung **www.bodyreset.com.**

Essen Sie immer genug

Wenn keine Mengenangaben angegeben sind, essen Sie, bis Sie satt sind. Sie werden durch das Weglassen konzentrierter Kohlenhydrate trotzdem abnehmen.

Essen Sie nur dann, wenn Sie wirklich Hunger haben!

Wenn Sie abnehmen wollen, reduzieren Sie den Fettanteil beim Abendessen auf ein Minimum, oder essen Sie die *Turbo-Fett- und Schlackenkiller-Basensuppe* oder *Brühe mit Gemüseteller*. Die Rezepte finden Sie im Rezeptteil auf den Seiten 132 ff.

Sie verlieren zwei bis fünf Kilogramm an den richtigen Stellen. Überschüssige Wasseransammlungen werden ausgeschieden, die Oberschenkel werden schmaler, der Bauch wird flacher.

> Kochen Sie immer genügend fürs Abendessen, wenn Sie später hungrig werden, essen Sie einfach nochmals eine Portion.
> Gehen Sie niemals hungrig ins Bett!

Problem Heißhunger-Attacken

Heißhunger auf Süßigkeiten, aber auch auf Brot oder Pasta gehen fast immer mit einem instabilen Blutzuckerspiegel einher (siehe auch Seiten 43 ff.). Um Heißhunger-Attacken zu vermeiden, sollten Sie die Zwischenmahlzeiten nicht auslassen, zumindest nicht in der Anfangsphase. Vergessen Sie die Butter zu den Kartoffeln nicht oder die Sahne zur Banane – damit bleibt Ihr Blutzuckerspiegel im grünen Bereich!

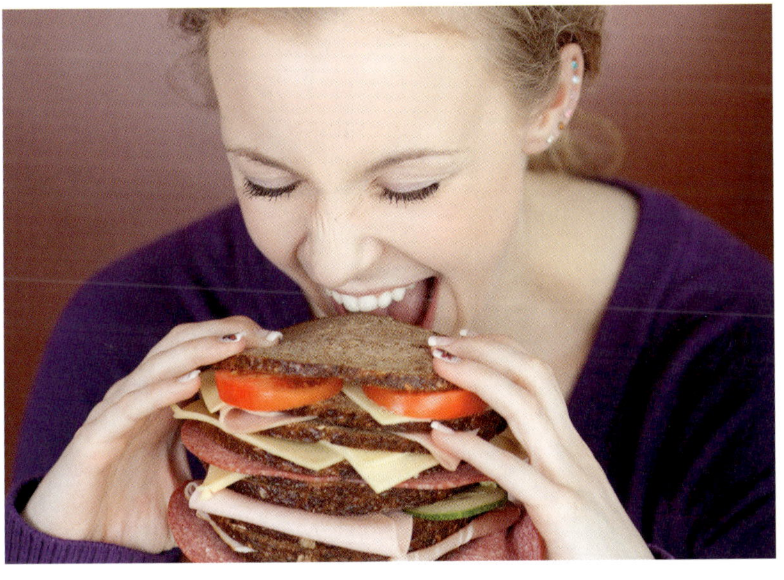

Nur wer satt ist, hat keine (Fr)essanfälle.

Alkohol: Nicht zu viel und nicht zu oft

Zählen Sie Wein und Bier zu den sauren Produkten. Und: Alkoholische Getränke müssen immer mit der gleichen Menge Wasser ausgeglichen werden. Alkohol hemmt die Verbrennung von Fett aus der Nahrung. Es wird nicht in Energie umgewandelt, sondern einfach in die Fettdepots abgeschoben. Deshalb sollten Sie bei Gewichtsproblemen Bier oder Wein nur zu fettarmen, basenüberschüssigen Gerichten genießen. Während der ersten sechs Wochen sollten Sie nicht öfter als zweimal pro Woche 0,3 Liter Bier oder 0,2 Liter Wein trinken.

Gesunder Darm – gute Verdauung

Viele Menschen leiden aufgrund falscher Essgewohnheiten unter Blähungen und Verstopfung.

Trinken Sie am Morgen auf nüchternen Magen immer zuerst ein großes Glas Wasser, die Dusche von innen! Früher habe ich Bittersalzkuren empfohlen, lernte jetzt aber durch die Traditionelle Chinesische Medizin, dass man damit zwar alles durchspült, nicht aber die natürliche Darmtätigkeit unterstützt, sondern eher lahmlegt. Besser ist eine Süßmolkekur, die im Gegensatz zur Milch praktisch kein Kaseineiweiß mehr

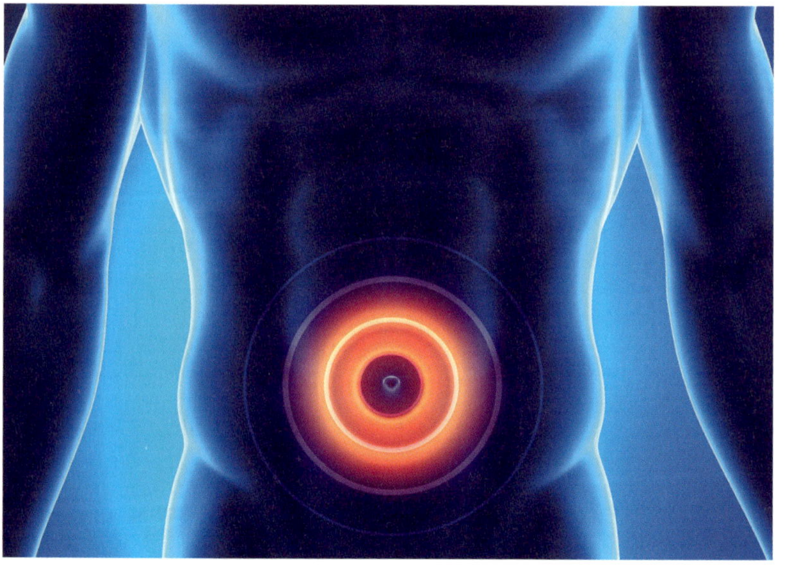

Das Leben und der Tod sitzen im Darm!

enthält, welches wir Menschen nicht wirklich verstoffwechseln können, es ist für das Kälbchen bestimmt. Durch ein spezielles Verfahren wird die Süßmolke nach TCM schonend getrocknet, so dass die natürlich enthaltenen Bakterien zu 99 % überleben und ihre Arbeit im Körper optimal verrichten können. Trinken Sie für 4–8 Wochen jeweils am Morgen und gegen 16 Uhr ein Glas, so kann der Darm saniert und gereinigt werden. Er schmeckt auch Kindern als Frühstücksgetränk. Bezugsquellen und wissenschaftliche Studien dazu finden Sie unter *www.bodyreset.com.*

Leider werden viele Süßmolke-Pulver schockgetrocknet, die natürlichen Bakterien sterben dabei, und dadurch kann der Milchzucker im Darm zu Blähungen und Durchfall führen.

Und los geht's: Die erste Messreihe

Um festzustellen, wie übersäuert Sie sind, können Sie am Tag vor Kurbeginn den pH-Wert im Urin messen. Wenn Sie bereits ein Mineralstoffpräparat einnehmen, sollten Sie dieses mindestens 48 Stunden vor der Messung absetzen.

Am Messtag dürfen Sie nur dreimal essen

Frühstück – Mittagessen – Abendessen. Basenfluten verhalten sich ähnlich wie Ebbe und Flut. Wenn Sie zwischen den Mahlzeiten essen, verfälschen Sie das Testergebnis.
In der nachfolgenden Tabelle finden Sie eine Skala, in die Sie die Zeit für die Messungen eintragen können. Messen Sie entsprechend den Angaben fünfmal Ihren Urin, indem Sie den Indikatorstreifen während des Urinlassens einige Sekunden in den Strahl halten. Vergleichen Sie anschließend die Verfärbung mit der Farbskala und dem dazugehörenden Wert. Zum Beispiel 6,5. Machen Sie in der Tabelle nun ein Kreuzchen bei der entsprechenden Zahl und unter der jeweiligen Zeit. Das ergibt am Ende fünf Kreuzchen, die Sie miteinander verbinden. Möchten mehrere Personen wissen, wie der Zustand ihres Säure-Basen-Haushalts ist, nehmen Sie bitte für jede Person eine andere Farbe.

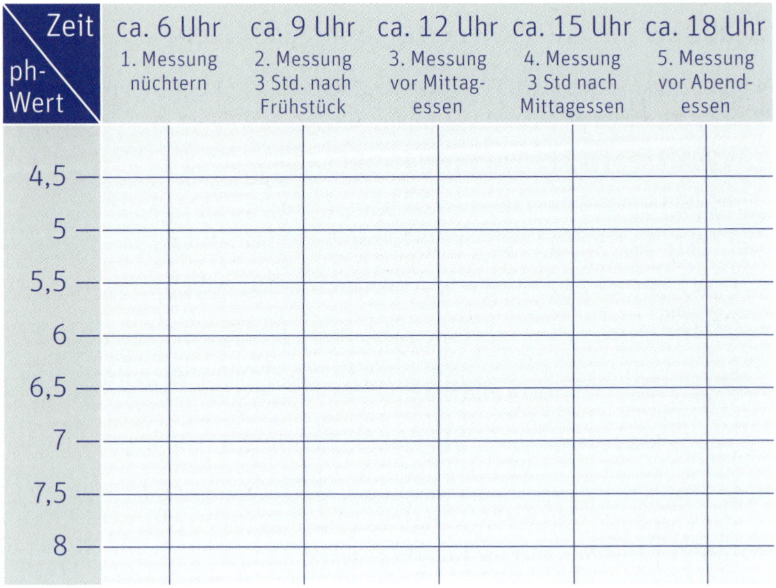

Je tiefer die Werte der zweiten und vierten Messung sind, desto übersäuerter sind Sie.

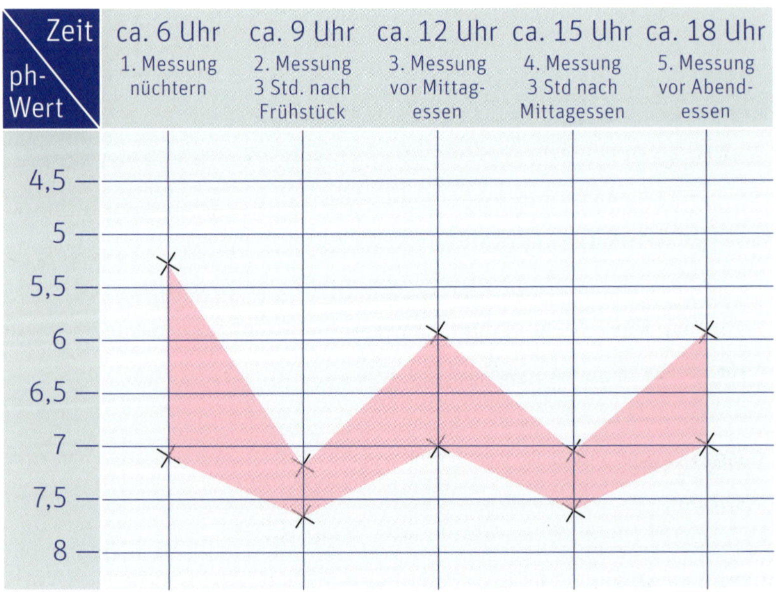

Hier sehen sie die variablen Werte, nach oben oder unten, eines gesunden Säure-Basen-Haushalts. Alle Werte innerhalb der eingefärbten Fläche liegen im normalen Bereich.

Es ist sinnlos, täglich zu messen. Wiederholen Sie den Urintest bitte erst wieder nach den ersten 14 Tagen.

Erlaubte Früchte, Salate und Gemüsesorten

In der Neutralisationsphase sind erlaubt	
Früchte	
Morgens	Süße, reife Äpfel, Birnen, Papaya, frische Feigen
Morgens, mittags, abends	Bananen, Honigmelonen, Wassermelonen
Salate	
Nur mittags	Alle grünen Blattsalate, Gurkensalat
Mittags und abends	Kartoffelsalat
Gemüse	
Nur mittags	Weiß-, Grün-, Rot- und Rosenkohl, Auberginen, Pilze, Knollensellerie, Kohlrabi, Chinakohl
Mittags und abends	Kartoffeln, Avocado, Brokkoli, Blumenkohl, Champignons, Karotten, Zucchini

Abnehmen
Wenn Sie vor allem abnehmen möchten, essen Sie eher am Mittag Kartoffelspeisen, am Abend dafür eine Eiweißspeise mit ein bis zwei basischen Gemüsesorten.

- **Essen Sie am Morgen** hauptsächlich Früchte mit oder ohne Sahne sowie ab und zu ein Ei oder eine Eierspeise.
- **Essen Sie am Mittag** hauptsächlich Salat und eine Eiweißspeise.
- **Essen Sie am Abend** hauptsächlich eine Kartoffelspeise mit einem Gemüse.

Für eine erhöhte Stoffwechselrate das Frühstück mit einem weichen Ei beginnen!

Nachfolgend finden Sie einen Übersichtsplan mit optimalen Kombinationen für die **Neutralisationsphase.**

Übersichtsplan: Optimale Kombinationen für die Neutralisationsphase und den schnellen Abbau

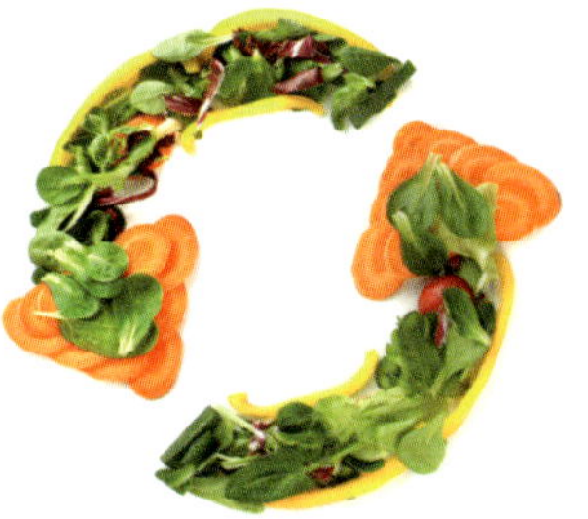

Woche 1	1. Tag	2. Tag	3. Tag
Frühstück	Frucht mit Sahne	Frucht mit Sahne	Frucht mit Sahne
2. Frühstück	Frucht	Frucht	Frucht
Mittagessen	Salat mit Ei	Salat, Käse, Kartoffeln	Salat mit Ei
Zwischenmahlzeit	1 Frucht	1 Frucht	1 Frucht
Abendessen	Gemüse, Kartoffeln	Basensuppe	Gemüse, Kartoffeln

Woche 2	8. Tag	9. Tag	10. Tag
Frühstück	Frucht mit Sahne	Frucht mit Sahne	Ei mit Sahne
2. Frühstück	Frucht	Frucht	Frucht
Mittagessen	Salat mit Huhn*	Salat mit Ei	Salat, Gemüse, Kartoffeln
Zwischenmahlzeit	1 Frucht	1 Frucht	1 Frucht
Abendessen	Basensuppe	Kartoffeln, Fisch*	Basensuppe

Früchte immer schälen und entkernen.
Gemüse immer dünsten.
Möglichst immer Bio-Produkte verwenden.

4. Tag	5. Tag	6. Tag	7. Tag
Frucht mit Sahne	Frucht mit Sahne	Frucht mit Sahne	Frucht, Sahne, Ei
Frucht	Frucht	Frucht	–
Salat, Gemüse, Kartoffeln	Salat mit Ei	Salat, Käse, Kartoffeln	Gemüse, Kartoffeln, Fleisch*
1 Frucht	1 Frucht	1 Frucht	1 Frucht
Basensuppe	Kartoffeln, Fisch*	Basensuppe	Gemüse, Kartoffeln

11. Tag	12. Tag	13. Tag	14. Tag
Frucht mit Sahne	Frucht mit Sahne	Frucht mit Käse	Ei, Sahne, Frucht,
Frucht	Frucht	Frucht	–
Salat, Käse	Salat, Fisch*	Salat mit Ei	Gemüse, Kartoffeln, Fleisch*
1 Frucht	1 Frucht	1 Frucht	1 Frucht
Ei, Sahne, Gemüse	Basensuppe	Gemüse, Kartoffeln	Gemüse, Kartoffeln

* Alternativ: Soja- oder Quornprodukt

Essen Sie sich satt: Frühstücksvarianten	
Frucht und Sahne	Frucht klein schneiden und mit 4 EL Sahne vermischen. Nach Belieben eine Banane dazugeben, nach Geschmack mit Mandelplättchen garnieren.
Frucht und Käse	Milder Käse mit einer Fruchtsorte nach Wahl. Nach Belieben eine Banane und/oder einige Mandeln dazu essen.
Frucht und gekochtes Ei	Zuerst das Ei essen, dann die Frucht. Nach Belieben eine Banane und/oder einige Mandeln dazu essen.
Frucht, Ei und Sahne (Omelett mit Frucht)	Pro Person 1 Ei, 3 EL Sahne, 1 Prise Salz verrühren. In einigen Tropfen Öl ein Omelett backen. Klein geschnittene, in wenig Butter gedünstete Bananen-, Birnen- oder Apfelstückchen daraufgeben. Nach Belieben etwas Zimt darüber streuen oder mit etwas Birnendicksaft süßen.
Ei und Sahne (Rührei)	Pro Person 2 kleine Eier, 6 EL Sahne, 1 Prise Salz verrühren. Etwas Butter in der Pfanne schmelzen und die Eimasse unter Rühren erhitzen, bis sie stockt. Nach Belieben mit frischen Kräutern würzen.

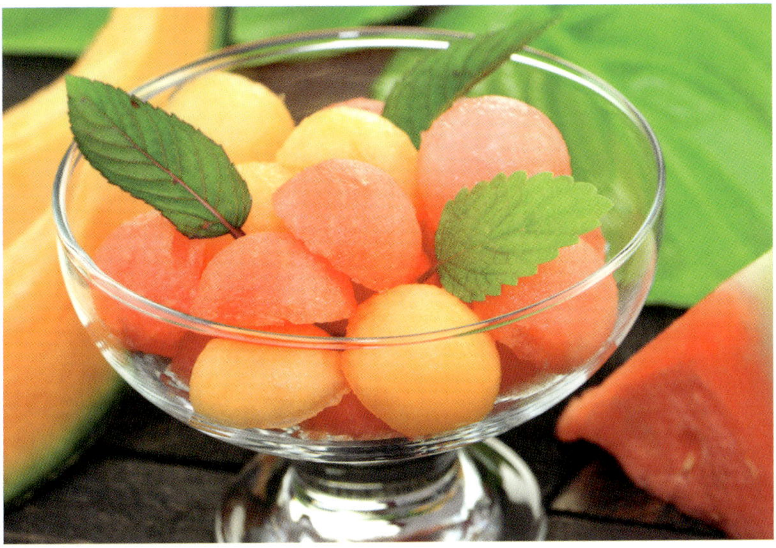

Früchte zum Frühstück – nach Belieben mit 4 EL Sahne

Essen Sie zum ersten und zum zweiten Frühstück die gleiche Frucht. Sie können wählen:

- Einen Apfel oder
- Eine Birne oder
- Eine halbe Melone oder
- Eine Papaya oder
- Zwei frische Feigen.

Nach Belieben zusätzlich eine Banane. Um die Verdauungswege zu schonen: Alle Früchte immer schälen und entkernen.

! Einen kostenlosen *BodyReset*-Fahrplan und fachliche Hilfe zum Programm, zu geeigneten basischen Körperpflegeprodukten und zu pflanzlichen Nahrungsergänzungen erhalten Sie in jeder *BodyReset*-Fachberatung oder bei jedem *BodyReset*-Online-Service unter *www.bodyreset.com*

Die detaillierten Menüpläne auf den folgenden Seiten sind Vorschläge, die Sie gern über einen längeren Zeitraum wiederholen können.

Detaillierte Menüpläne

Diese können beliebig oft wiederholt werden.

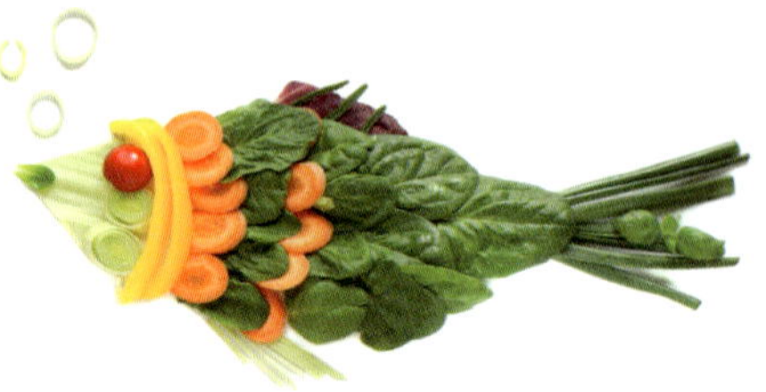

Woche 1	1. Tag	2. Tag	3. Tag
Frühstück	1 Birne, 1 Banane, 4 EL Sahne	1 Apfel, 4 EL Sahne	½ Melone, 4 EL Sahne
2. Frühstück	1 kleine Birne	1 kleiner Apfel	½ Melone
Mittagessen	Feldsalat mit 1–2 Eiern	Lollosalat, Pellkartoffeln, verschiedene Käse	Eisbergsalat mit 1–2 Eiern
Zwischenmahlzeit	1 Banane	1 Banane	1 Banane
Abendessen	Zucchini-Kartoffel-Auflauf	Basensuppe	Blumenkohl, Bratkartoffeln

Woche 2	8. Tag	9. Tag	10. Tag
Frühstück	1 Birne, 4 EL Sahne	1 Apfel, 4 EL Sahne	Rührei natur
2. Frühstück	1 kleine Birne	1 kleiner Apfel	2 frische Feigen
Mittagessen	grüner Blattsalat, gebratene Hühnerbrust*	Feldsalat mit 1–2 Eiern	Auberginengemüse Rösti
Zwischenmahlzeit	1 Banane	1 Banane	1 Banane
Abendessen	Basensuppe	Butter-Petersilien-kartoffeln, Forelle* blau	Basensuppe

Früchte immer schälen und entkernen.
Gemüse immer dünsten.
Möglichst immer Bio-Produkte verwenden.

4. Tag	5. Tag	6. Tag	7. Tag
1 Birne, 4 EL Sahne	1 Papaya, 4 EL Sahne	3 frische Feigen, 4 EL Sahne	Apfelomelett
1 kleine Birne	1 kleine Papaya	2 frische Feigen	1 kleiner Apfel
Kopfsalat, Pilzragout, Rösti	Gurkensalat mit 1–2 Eiern	Endiviensalat, Raclette-Käse mit Pellkartoffeln	Ofenfrites, Karotten, Rindsfilet*, Kräuterbutter
1 Banane	1 Banane	1 Banane	1 Banane
Basensuppe	Petersilienkartoffeln, Fischfilet*, Sahnesauce	Basensuppe	Brokkoli mit Mandelplättchen, Salzkartoffeln

11. Tag	12. Tag	13. Tag	14. Tag
½ Melone, 4 EL Sahne	1 Papaya, 4 EL Sahne	1 Apfel, Doppelrahmkäse	Birnenomelett
½ Melone	1 kleine Papaya	1 kleiner Apfel	1 kleine Birne
Kopfsalat, Käsesalat	Eisbergsalat, Thunfisch	Gurkensalat mit 1–2 Eiern	Brokkoli, Kroketten, Rumpsteak* mit Pilzsauce
1 Banane	1 Banane	1 Banane	1 Banane
Champignon-Omelett	Basensuppe	Zucchini und Karotten, Baked Potatoes	Schwarzwurzeln, Rosmarinkartoffeln

* Alternativ: Soja- oder Quornprodukt

Nach 14 Tagen: Die zweite Messreihe

Bin ich noch übersäuert?

Nur wenn die zweite und vierte Messung im neutralen bis basischen Bereich liegt, funktioniert Ihr Säure-Basen-Stoffwechsel wieder normal. Wenn dies nicht der Fall ist, wiederholen Sie bitte die ersten sieben Tage von *BodyReset* und messen nochmals.

Nach den ersten 14 Tagen legen Sie bitte wieder einen Messtag ein, und vergleichen Sie das Ergebnis mit der ersten Messung auf Seite 81 f.

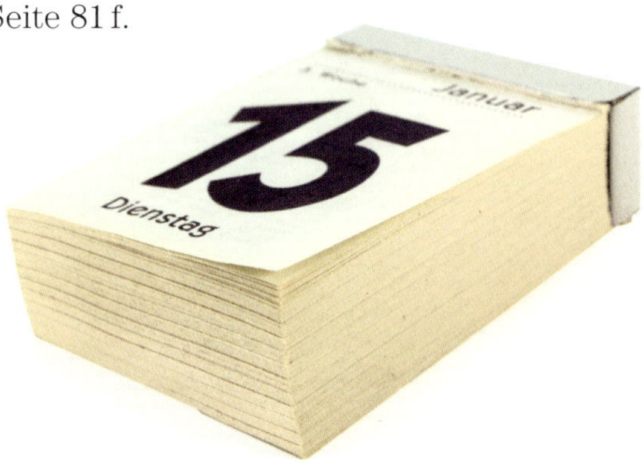

Nach vier Wochen sollten die zweite und vierte Messung stimmen.

Achtung: An diesem Tag sollten Sie wiederum nur dreimal essen und 48 Stunden keine Nahrungsergänzung einnehmen, damit das Messergebnis nicht verfälscht wird.

Der Morgenurin (erste Messung) kann und darf im sauren Bereich liegen. Denn nachts baut der Körper am meisten Säure ab, und die Leber entledigt sich ihrer sauren Abfälle. Die dritte und fünfte Messung variiert und liegt zwischen leicht sauer und leicht basisch.

Erste Messung nach zwei Wochen

Die zweite und vierte Messung müssen im basischen Bereich liegen (pH-Wert 7 oder höher). Wenn nicht, wiederholen Sie die erste Woche und messen nochmals. Sollten die Werte dann immer noch nicht stimmen, wiederholen Sie auch die zweite Woche. Nach vier Wochen sollten die Werte stimmen, auch wenn Sie stark übersäuert sind.

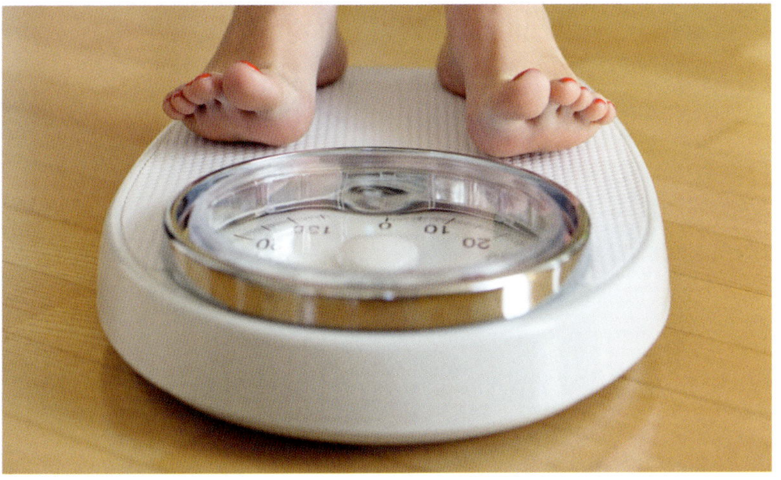

Der bange Blick auf die Waage bestätigt meist, was wir ohnedies bereits ahnen oder fühlen. Manchmal löst er Überraschung aus: Habe ich tatsächlich abgenommen?

Zweiter Schritt: Schlacken abbauen

Gratuliere! Sie haben den ersten Schritt, die Neutralisationsphase, erfolgreich abgeschlossen. Ihr Säure-Basen-Haushalt ist ausgeglichen. Damit haben Sie die Grundvoraussetzung dafür geschaffen, dass Ihr Körper alte Schlackendepots abbaut.

Ohne zu hungern haben Sie einige Pfunde verloren, der Bauch ist flacher, die Hosen um den Po spannen nicht mehr, die Verdauung funktioniert optimal.

Sie fühlen sich vitaler und leichter. **Bravo!** Mit einem Minimum an Verzicht und Aufwand haben Sie viele positive Veränderungen bewirkt – und das ist erst der Anfang. Nun beginnt der eigentliche Abbau. Sie können zwischen zwei Varianten wählen: einem schnellen und einem langsamen Abbau.

Ich empfehle meistens den schnellen Abbau. Auf den langsamen Abbau können Sie nach sechs bis acht Wochen umschalten, wenn sie langfristig abnehmen wollen oder auf Reis und Pasta nicht länger verzichten möchten.

In der Praxis habe ich immer wieder die Erfahrung gemacht, dass Sie den größten Erfolg haben, wenn Sie den schnellen Abbau wählen und in den ersten sechs bis acht Wochen alle konzentrierten Kohlenhydrate weglassen. Beim langsamen Abbau dürfen Sie maximal jeden dritten Tag eine konzentrierte Kohlenhydratspeise zu sich nehmen. An Tagen, an denen Sie konzentrierte Kohlenhydrate zuführen, nehmen Sie nicht ab.

Variante eins: Schlacken schnell abbauen …

… durch Verzicht auf konzentrierte Kohlenhydrate

Das Loslassen der Schlackendepots mit basenüberschüssiger Kost und idealerweise mit basischem Aktivwasser belastet Stoffwechsel und Nieren, bis alles ausgeschieden ist. Belasten Sie Ihren Körper nicht noch zusätzlich mit säurebildenden, konzentrierten Kohlenhydraten. Diese führen – mit Fett kombiniert – zu Übergewicht und ohne Fett zu einer zusätzlichen Übersäuerung.

Mein Ratschlag: Verzichten Sie auch in den nächsten 14 Tagen auf konzentrierte Kohlenhydrate. Warum? Nur an Tagen, an denen Sie keine konzentrierten Kohlenhydrate zu sich nehmen, findet ein Abbau von Schlacken statt. Oder einfach ausgedrückt: Je genauer Sie die Anweisungen einhalten, desto schneller kommen Sie zum Ziel.

Für Abwechslung im Speiseplan sorgt eine größere Auswahl an Salaten, Gemüsen und Früchten. Die zusätzlichen Obst-, Salat- und Gemüsesorten empfehle ich erst jetzt, weil sie teilweise Oxalsäure oder andere Säuren enthalten. Gleichzeitig liefern sie aber auch wertvolle Vitamine und Mineralstoffe, die in einer ausgeglichenen Säure-Basen-Balance auch problemlos neutralisiert werden.

Kombinieren Sie wie im Übersichtsplan *Optimale Kombinationen für die Neutralisationsphase und den schnellen Abbau*, Seite 84 ff.

Die *Basensuppe* kann nach Belieben durch ein Kartoffel-Gemüse-Gericht ersetzt werden.

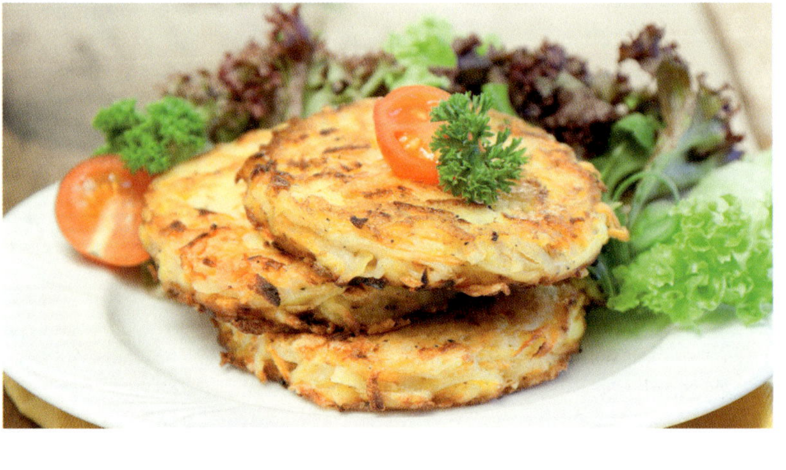

Köstliche Rösti mit Salat

Zusätzlich erlaubte Frucht-, Salat- und Gemüsesorten

Das kann auf dem Speiseplan stehen	
Früchte	
Morgens	Mango, reife Ananas, Himbeeren, Erdbeeren, Heidelbeeren, Weintrauben, Aprikosen, Zwetschgen, Pflaumen, Mirabellen
Morgens und mittags	süße reife Äpfel, Birnen, Papaya
Salate	
Mittags	Chicorée, Tomaten, Rettich, Rote Bete
Gemüse	
Mittags	Spinat, Peperoni, Spargel, Sauerkraut, Portulak, Mangold
Mittags und abends	Schwarzwurzeln, Bohnen, alle Pilzsorten

Dieses Buch will kein Kochbuch sein. Vielmehr möchte ich Ihnen zeigen, wie Sie mit den richtigen Kombinationen und Zutaten schlank, fit und schlackenfrei werden und bleiben.

Frühstück: Neue Variationsmöglichkeiten

- Kombinieren Sie die jetzt erlaubten Früchte mit Sahne, Käse oder Ei
- Das Rührei können Sie auch mal mit Schinken oder Speck essen
- Als Zwischenmahlzeit können Sie nach Belieben eine Frucht essen

Wenn Sie wenig Eiweiß essen in der Tagesbilanz, Frucht am Nachmittag zum Beispiel durch Käse ersetzen!

Menüvorschläge:
24 leckere Mittag- und Abendessen für den schnellen Abbau

	Mittagessen		Abendessen
1	Tomatensalat Rösti mit 2 Spiegeleiern	2	Peperoni mit Zwiebel-Champignons-Kräuterfüllung Blumenkohl mit wenig Sahnesauce
3	Rettichsalat Pellkartoffeln mit wenig Butter und verschiedenen Käsesorten	4	Kürbiscremesuppe Avocado-Crevettensalat*
5	Grüner Blattsalatteller mit gebratenem Hähnchenfilet*	6	Filet Mignon* mit Steinpilzsauce Rotkohl – wenig Bratkartoffeln
7	Fischfilet* mit wenig Estragon-Sahnesauce Petersilienkartoffeln Spinat	8	Gemüseteller mit Brokkoli und gerösteten Mandelplättchen Karotten mit Petersile Fenchel mit Käse überbacken
9	Endiviensalat Rindergulasch*, Kartoffelbrei Petersilien-Karotten	10	Gemüsebrühe Sellerie-Piccata Ratatouille
11	Gemüsesuppe Tomaten-Mozzarella-Salat mit Basilikum, Olivenöl und etwas Balsamicoessig	12	Wirsingrouladen mit Zwiebel-Hackfleischfüllung* Salzkartoffeln
13	Kopfsalat Heißer Beinschinken* mit Senf Kartoffelsalat	14	Champignons-Omeletts
15	Gurkensalat Fischfilet* an Dillrahmsauce gedünsteter Wirsing	16	In Ei gebackene Auberginenscheiben überbackener Blumenkohl

Mittagessen	Abendessen
17 Eisbergsalat Kartoffel-Gnocchi an Gorgonzola-Sahnesauce n. B. wenig Reibkäse	18 Spargeln mit Rohschinken* und Sauce Hollandaise
19 Kopfsalat Tomaten gefüllt mit Kräuterkäse und überbackem Kohlrabigemüse	20 Speck* und Bohnen-Kartoffel-Eintopf
21 Chicoréesalat Rührei mit Zwiebeln und Tomaten	22 Käsekartoffeln aus dem Ofen (Raclette)
23 Eisbergsalat Mischpilzragout mit Rösti und Brokkoli	24 Pochierter Lachs* mit wenig Weißwein-Sahne-Sauce Zucchinigemüse

* Alternativ: Soja- oder Quornprodukte

Clever kombiniert ist besser und gesünder als einseitige Diäten!

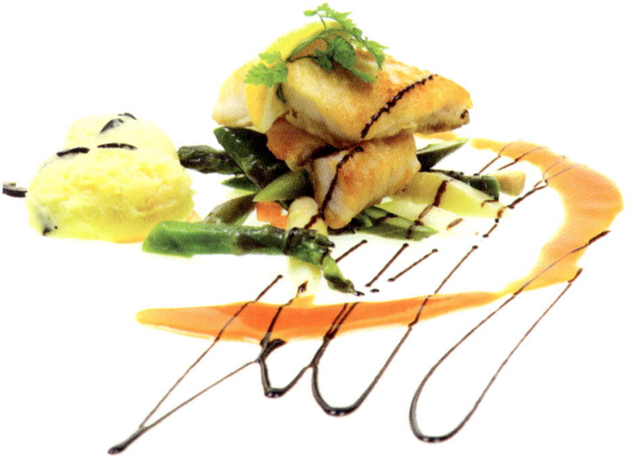

**Jedes Abendessen passt auch am Mittag,
Mittagessen ohne Salat passt auch am Abend.
Wer abnehmen möchte,
Kartoffelgerichte eher am Mittag essen!**

Variante zwei: Schlacken langsam abbauen

… wenn Sie auf konzentrierte Kohlenhydrate nicht ganz verzichten wollen

Dieser Kombinationsplan ist für Menschen gedacht, denen es schwerfällt, über einen längeren Zeitraum auf konzentrierte Kohlenhydrate wie Brot, Teigwaren und Reis zu verzichten. Viele Menschen haben gesundheitliche Probleme, weil Sie seit Jahren die falschen Lebensmittel zu sich nehmen – unbewusst und im Glauben, besonders gesund zu leben. Achten Sie nach dem Konsum einer Kohlenhydratspeise auf Ihr Befinden. Wenn Sie zwei bis drei Stunden später Zahnfleischschmerzen, geschwollene Hand- oder Fußgelenke, Gelenkschmerzen, Blähungen, Sodbrennen oder Verstopfung bekommen, wissen Sie, was die Ursache ist! Ein Rheumatiker z. B. kann nach dem Genuss von Brot oder Teigwaren einen Schmerzschub bekommen.

Anstelle von Pasta oder Reis als Beilage sind Hülsenfrüchte mit relativ hohem Eiweiß- und Vitalstoffgehalt die bessere Alternative.

Beim Programm *Schlacken langsam abbauen* nehmen Sie ab und zu Brot, Reis oder Teigwaren in der richtigen Kombination in Ihre Tagespläne auf.

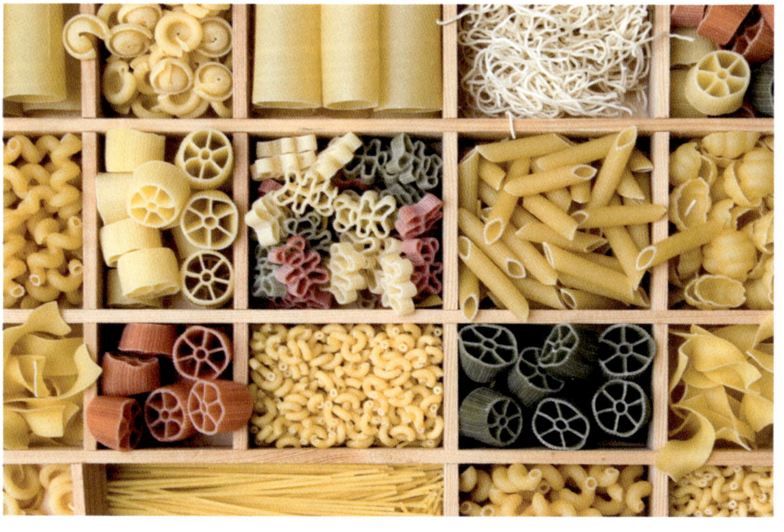

Nudeln sollten immer mit 2/3 basischem Gemüse kombiniert werden.

Kombination möglich (Spalte 1 und 2) · Kombination möglich (Spalte 2 und 3)

		B Früchte süß
	B Gemüse	S Fleisch (fett)
S Brot	B Salate (wenig Sauce)	S Fisch (fett)
S Getreideprodukte	B Kartoffeln	S Käse
S Reis	B Bananen	S Eier
S Teigwaren	S mageres Fleisch	B Sahne
B Mais	S magerer Fisch	N Öl
	S Magerquark	N Butter
		B Mandeln

Kombination so selten wie möglich (Spalte 1 und 3)

So kombinieren Sie richtig

Wenn Sie konzentrierte Kohlenhydrate verzehren, sollten Sie diese immer mit $^2/_3$ basischem Gemüse kombinieren. Essen Sie zu diesen Mahlzeiten keine Früchte, mit Ausnahme von Bananen. Konzentrierte Kohlenhydrate (Reis, Brot, Teigwaren) und Eiweiß (Fleisch, Fisch, Soja, Quorn) sollten zusammen nicht mehr als $^1/_3$ der Mahlzeit ausmachen, dazu $^2/_3$ basisches Gemüse und/oder Salate. Nehmen Sie konzentrierte Kohlenhydrate mit Fleisch, Fisch, Soja oder Quorn hauptsächlich am Mittag zu sich. Um die Verdauungsorgane zu entlasten, sollten Sie abends Pasta oder Reis nur mit Gemüse oder Gemüsesauce verzehren.

Mit konzentrierten Kohlenhydraten können Sie nur dann abnehmen, wenn Sie nicht gleichzeitig Fett zu sich nehmen!

Mit konzentrierten Kohlenhydraten in der richtigen Kombination vermeiden Sie Schlacken. Es reicht aber nicht für einen Abbau.

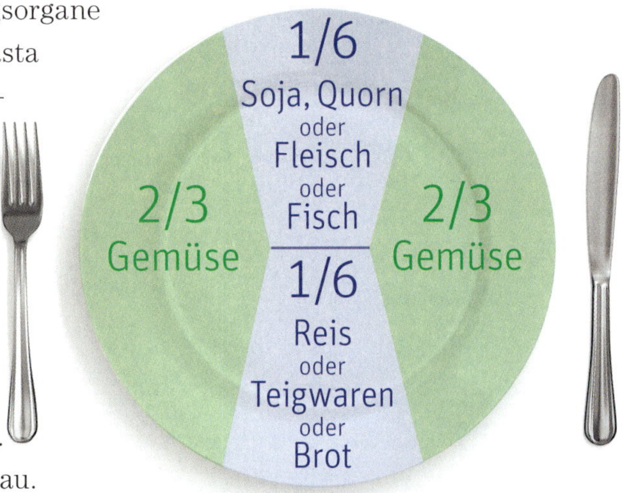

Übersichtsplan: Optimale Kombinationen für den langsamen Abbau

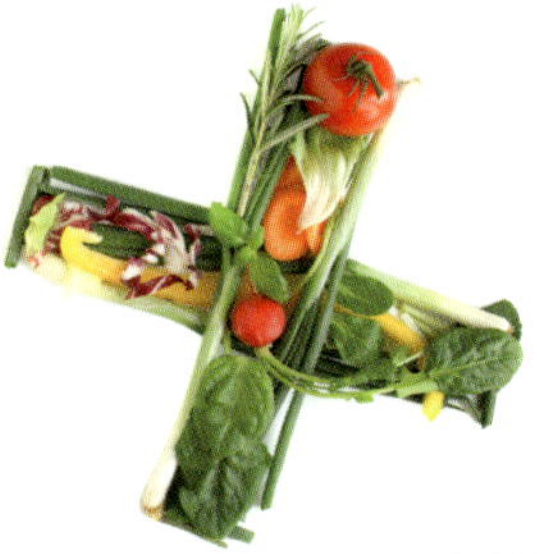

Woche 1	1. Tag	2. Tag	3. Tag
Frühstück	Frucht mit Sahne	Frucht mit Käse	Frucht mit Sahne
2. Frühstück	Frucht	Frucht	Frucht
Mittagessen	**Reis- oder Teigwaren,** 2 Gemüse, Huhn oder Fisch*	Salat mit Kartoffeln	Salat mit Ei
Zwischenmahlzeit	–	1 Frucht	1 Frucht
Abendessen	Basensuppe	Ei/Sahne, Gemüse	Käse, Kartoffeln

Woche 2	8. Tag	9. Tag	10. Tag
Frühstück	Frucht mit Sahne	Frucht mit Käse	Frucht mit Sahne
2. Frühstück	Frucht	Frucht	Frucht
Mittagessen	Salat, Kartoffeln, Gemüse	Salat mit Huhn*	Salat mit Käse
Zwischenmahlzeit	1 Frucht	1 Frucht	1 Frucht
Abendessen	Ei/Sahne, Gemüse	Gemüse, Kartoffeln	**Reis- oder Teigwaren,** mit Gemüse

Früchte immer schälen und entkernen.
Gemüse immer dünsten.
Möglichst immer Bio-Produkte verwenden.

4. Tag	5. Tag	6. Tag	7. Tag
Frucht mit Sahne	Ei mit Sahne	Frucht mit Sahne	**Brot,** Frühstück
Frucht	Frucht	Frucht	–
Reis- oder Teigwaren, 2 Gemüse, Huhn oder Fisch*	Salat mit Huhn*	Salat mit Ei	Salat, Gemüse, Kartoffeln
–	1 Frucht	1 Frucht	1 Frucht
Basensuppe	Gemüse, Kartoffeln	Gemüse, Kartoffeln	Kartoffeln, Gemüse, Fisch*

11. Tag	12. Tag	13. Tag	14. Tag
Frucht mit Sahne	Ei, Sahne, Schinken	Frucht mit Käse	Ei, Sahne, Frucht
Frucht	Frucht	Frucht	Frucht
Salat, Kartoffeln, Fisch*	Salat, Kartoffeln, Gemüse	Salat mit Ei	Salat, Gemüse, Kartoffeln
1 Frucht	1 Frucht	1 Frucht	1 Frucht
Käse, Kartoffeln	Gemüse, Huhn*	**Reis- oder Teigwaren,** mit Gemüse	Kartoffeln, Gemüse, Fleisch*

* Alternativ: Soja- oder Quornprodukt

Die Grenzen des Machbaren

Je älter Sie und Ihre Probleme sind, desto länger dauert die Entsäuerung und Remineralisierung und bei Cellulite die Rückbildung der seit Jahren vergrößerten Zellen. Überdehntes Gewebe bildet sich nicht mehr komplett zurück. Dank Ihrer neuen Ernährungsform mit genügend Mineralstoffen und Wasser werden jedoch die neugebildeten Zellen optimal ernährt.

Für genügend Sauerstoff in den Zellen und Organen sorgt bereits ein täglicher Spaziergang von 20 Minuten mit bewusster Tiefenatmung.

Eine massive Verbesserung und Straffung des Bindegewebes erreichen Sie durch regelmäßige, tägliche Pflege mit den geeigneten, basischen Heimprodukten sowie durch begleitende Körperbehandlungen im *BodyReset*-Fachinstitut.

Ganz wichtig ist ein mäßiges, aber regelmäßiges Muskelaufbautraining mit bewusster Tiefenatmung, wie z. B. das *BodyReset*-Fitprogramm.

Spezialfall Besenreiser und Haarverlust

Besenreiser und Haarverlust sind Anzeichen langjähriger Übersäuerung und damit verbundener Entmineralisierung. Sie sollten deshalb über einen Zeitraum von mindestens sieben Monaten folgende Maßnahmen einhalten:

- Kohlenhydratarme, mineralstoffreiche Lebensmittel
- Tägliches Basenpolster nach dem Duschen
- Höchstdosierung an Mineralstoffen beibehalten

Wenn Sie vorübergehend unangenehmen Körpergeruch haben, empfehle ich Ihnen morgens die Einnahme von Blattgründragees.

Wie lang sollen Sie lösen und entschlacken?

Solang Sie am Morgen eine belegte Zunge haben, sollten Sie lösen und entschlacken. Sie beschleunigen den Entschlackungsprozess, wenn Sie alle empfohlenen Maßnahmen gleichzeitig durchführen.

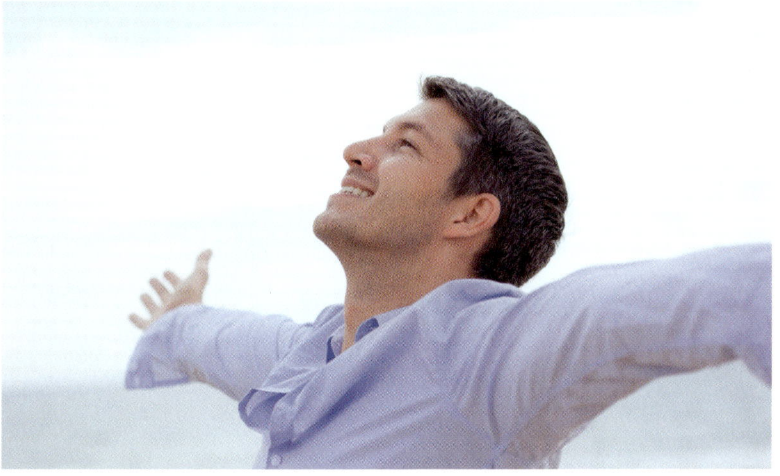

Wie stark sich gesunde Ernährung auf unser Gesamtbefinden auswirkt, hat jeder schon einmal erlebt.

3 Dritter Schritt: Leben im Gleichgewicht

Theoretisch wären die bisher empfohlenen Nahrungsmittelkombinationen die ideale Ernährung schlechthin.

In der Praxis funktioniert dies allerdings nur eine gewisse Zeit lang. Wer den Geschmack von Schokolade und Kuchen kennt, von frisch gebackenem Brot, von prickelndem Champagner und wunderbarem Rotwein, von köstlichen Nudelgerichten und fernöstlichen Reisspezialitäten, müsste ein Leben lang leiden und permanent auf etwas verzichten.

Sie entscheiden jeden Morgen:
Füttere ich meine Schlackendepots oder vermeide ich sie?

Wenn Sie die Grundprinzipien verstanden haben, können Sie alles essen und trinken. Aber in einem Mengen- und Mischverhältnis, das den Bedürfnissen Ihres Körpers entspricht. Sie werden merken, dass dies einfacher geht, als Sie befürchten.

Betrachten Sie das *BodyReset*-Programm als eine Rückkehr zum gesunden Mittelmaß und zu einem ausgeglichenen Säure-Basen-Haushalt.

Im täglichen Leben gibt es immer wieder Situationen, in denen man sich sein Essen nicht aussuchen kann. Es gibt Einladungen, Bankette, Geschäfts- oder Feiertagsessen. Den Konsum von zu viel säure- und kohlenhydratreichen Speisen und alkoholischen Getränken sollten Sie immer möglichst mit der nächsten Mahlzeit wieder ausgleichen.

Sie können vorbeugend teilweise ausgleichen, indem Sie zusätzlich Mineralstoffe zu sich nehmen. Damit geben Sie ein Mineralstoffdepot in den Dünndarm, der Körper muss keine eigenen Reserven zur Säureneutralisation verbrauchen, und es werden keine neuen Schlacken gebildet. Der beste Ausgleich ist natürlich, wenn die nachfolgende Mahlzeit basenüberschüssig ist oder nur aus der *Basensuppe* besteht.

Um langfristig gesund, fit und schlank zu bleiben, sollte nicht mehr als jede vierte Hauptmahlzeit konzentrierte Kohlenhydrate enthalten. Weniger ist immer gut. Vergessen Sie nicht das Verhältnis 70 % Basen zu 30 % Säuren.

Allgemeine Ernährungshinweise

Bitte denken Sie daran

- Fett und konzentrierte Kohlenhydrate zusammen produzieren Übergewicht
- Säurebildende, konzentrierte Kohlenhydrate ohne Basen produzieren Cellulite, Haarverlust und Besenreiser

So kombinieren Sie richtig

Zu Kartoffeln passen

- Alle Eiweiße in Form von Käse, Eierspeisen, Fleisch, Fisch, Wurst, Tofu
- Alle Salat- und Gemüsesorten, Butter, Olivenöl, allgemein kalt gepresste Öle

Zu Pasta und Reis passen

- Eiweiß in Form von halb- und viertelfett Käse, mageres Fleisch, magerer Fisch, Geflügel, Tofu, allgemein wenig Fette oder Öle
- Alle grünen Blattsalate, Gurkensalat, Champignons, Brokkoli, Blumenkohl
- Alle Kohlarten, Karotten, Zucchini, Kürbis, Fenchel, Sellerie, Schwarzwurzeln

Zu Brot passen

- Grüne Blattsalate, Gurken-, Karotten-, Sellerie-, Crevettensalat
- Wenig Butter, Hüttenkäse, Frischkäse allgemein, mageres Fleisch
- Kürbis-, Gemüse-, Kartoffel-, Blumenkohl-, Brokkoli-, Zucchinisuppe

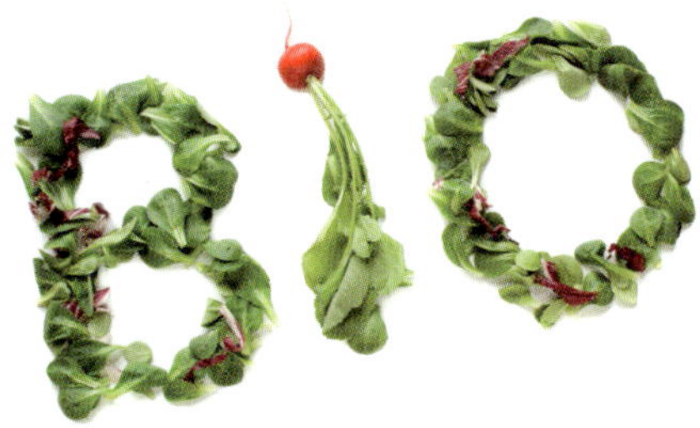

Zu Mais passen

- Alle Eiweiße in Form von Käse, Eierspeisen, Fleisch, Fisch, Wurst, Tofu
- Alle Salat- und Gemüsesorten, Butter, Olivenöl, allgemein kaltgepresste Öle

Zu Hülsenfrüchten passen

- Alle grünen Blattsalate, Gurkensalat, Champignons, Brokkoli, Blumenkohl
- Alle Kohlarten, Karotten, Zucchini, Kürbis, Fenchel, Sellerie, Schwarzwurzeln

Sie dürfen nach Abschluss des Entschlackungsprogramms alles essen und trinken, aber in einem Mengen- und Mischverhältnis, das dem Bedürfnis Ihres Stoffwechsels entspricht.

Früchte

- Bananen, Äpfel, Trauben, Birnen mit Käse, Naturjoghurt, Quark, Nüsse
- Zitrusfrüchte und Beeren mit Schlagsahne, Ricotta, Mandeln
- Melone mit Rohschinken, Nüsse

Diverses

Oliven, Sprossen und Keimlinge (Keimlinge enthalten rund 800-mal mehr Vitalstoffe als das geschlossene Korn!), alle frischen Kräuter und Gewürze, Pilze, Zwiebeln, Knoblauch, basisches Aktivwasser, mit Wasser verdünnte Frucht- und Gemüsesäfte, ein Glas Rotwein

Menübeispiel detailliert für eine Woche

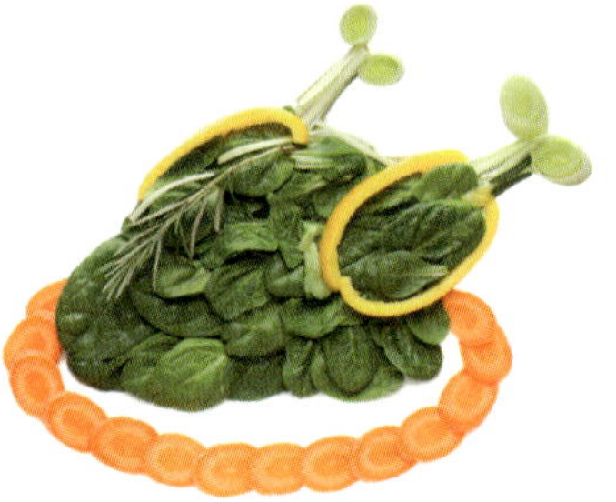

1 Woche	1. Tag	2. Tag	3. Tag
Frühstück	Birne, Käse, Mandeln	**Brot, Butter, Käse**	Apfelomelett mit Zimt
2. Frühstück	1 Apfel	–	1 Banane
Mittagessen	Lollorosso, Kartoffeln, Hühnerbrustfilet*, Sahnesauce	Gurkensalat, Kartoffel-Tomaten-Auflauf	Kopfsalat, **Spaghetti** mit Tomaten-Sauce
Zwischenmahlzeit	1 Banane	Avocado	–
Abendessen	Pilzragout, Kartoffelbrei, Bohnen	Kartoffelsalat, Beinschinken*	Blumenkohl, Kotelett*, Kräuterbutter

Ausgleichen können Sie jederzeit auch mit einigen Tagen »schneller Abbau«.

Verträglichkeitsplan Kohlenhydrate

Erfahrungsgemäß bleiben Sie in der Säure-Basen-Balance, wenn nicht mehr als jede vierte Hauptmahlzeit konzentrierte Kohlenhydrate enthält. Nehmen Sie nach einer Mahlzeit mit einem hohen Anteil an konzentrierten Kohlenhydraten keine Zwischenmahlzeit zu sich, damit Sie optimal verdauen können.

Wenn das Abendessen aus konzentrierten Kohlenhydraten besteht, können Sie es am anderen Morgen ausgleichen, indem Sie nur ein gekochtes Ei zum Frühstück essen und eine Frucht als Zwischenmahlzeit um etwa 9 Uhr.

Früchte immer schälen und entkernen.
Gemüse immer dünsten.
Möglichst immer Bio-Produkte verwenden.

4. Tag	5. Tag	6. Tag	7. Tag
Himbeeren, Banane, Sahne	½ Melone mit Sahne	**Brot Brunch**	Rührei mit Kräutern
Papaya	Erdbeeren	–	1 Birne
Rucola-Tomaten-Mozzarella-Salat mit Basilikum	Chicoréesalat, Rösti mit Spiegelei	Brühe mit Ei, grüner Blattsalat-Teller	Eisbergsalat, **Nudeln,** Karotten, Geflügelragout*
1 Mango	1 Birne	1 Apfel	–
Brokkoli, Sahnesauce, **Reis,** Fischfilet*	Gemüse-Omeletts	Gemüsesuppe, Siedfleisch* mit Meerrettich	Zucchini-Kartoffel-Auflauf

* Alternativ: Soja- oder Quornprodukt

Die eigene Verträglichkeitsgrenze herausfinden

So unterschiedlich Menschen in ihrem äußeren Erscheinungsbild sind, so unterschiedlich funktioniert auch der individuelle Stoffwechsel. Wie viel und in welchem Abstand Sie säurebildende, konzentrierte Kohlenhydrate ohne gesundheitliche Probleme, ohne Gewichtszunahme und ohne Neubildung von Schlacken vertragen, müssen Sie selbst herausfinden. Das funktioniert am einfachsten, wenn Sie sich jeweils Menüpläne für eine Woche erstellen und vor allem das einbauen, worauf Sie am wenigsten gern verzichten. Zum Beispiel zweimal Brot und zweimal Pasta pro Woche.

Vielleicht vertragen Sie nur zweimal Brot und einmal Pasta pro Woche? Oder aber dreimal Brot und zweimal Pasta. So wissen Sie für die Zukunft, das ist das richtige Maß!

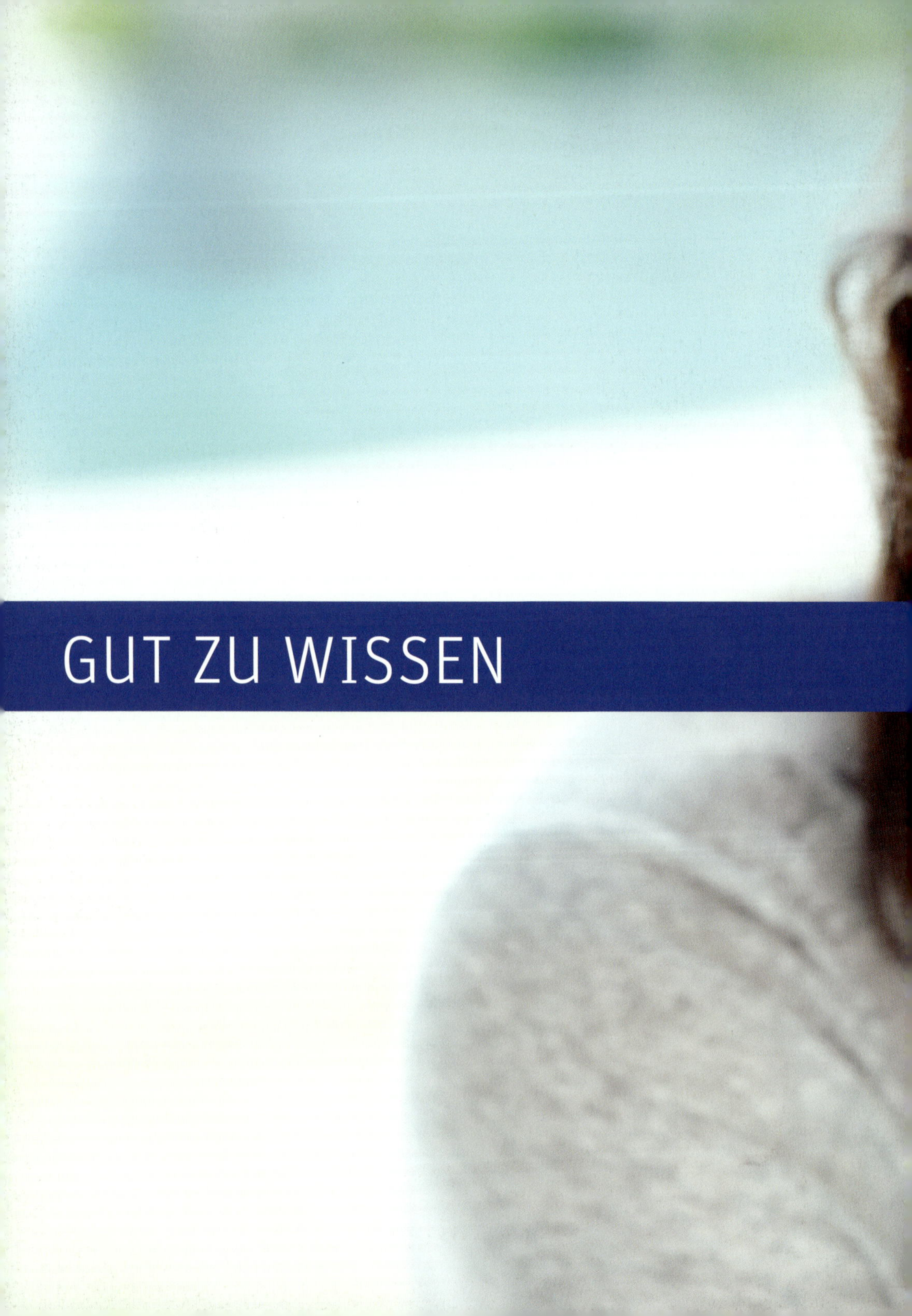

GUT ZU WISSEN

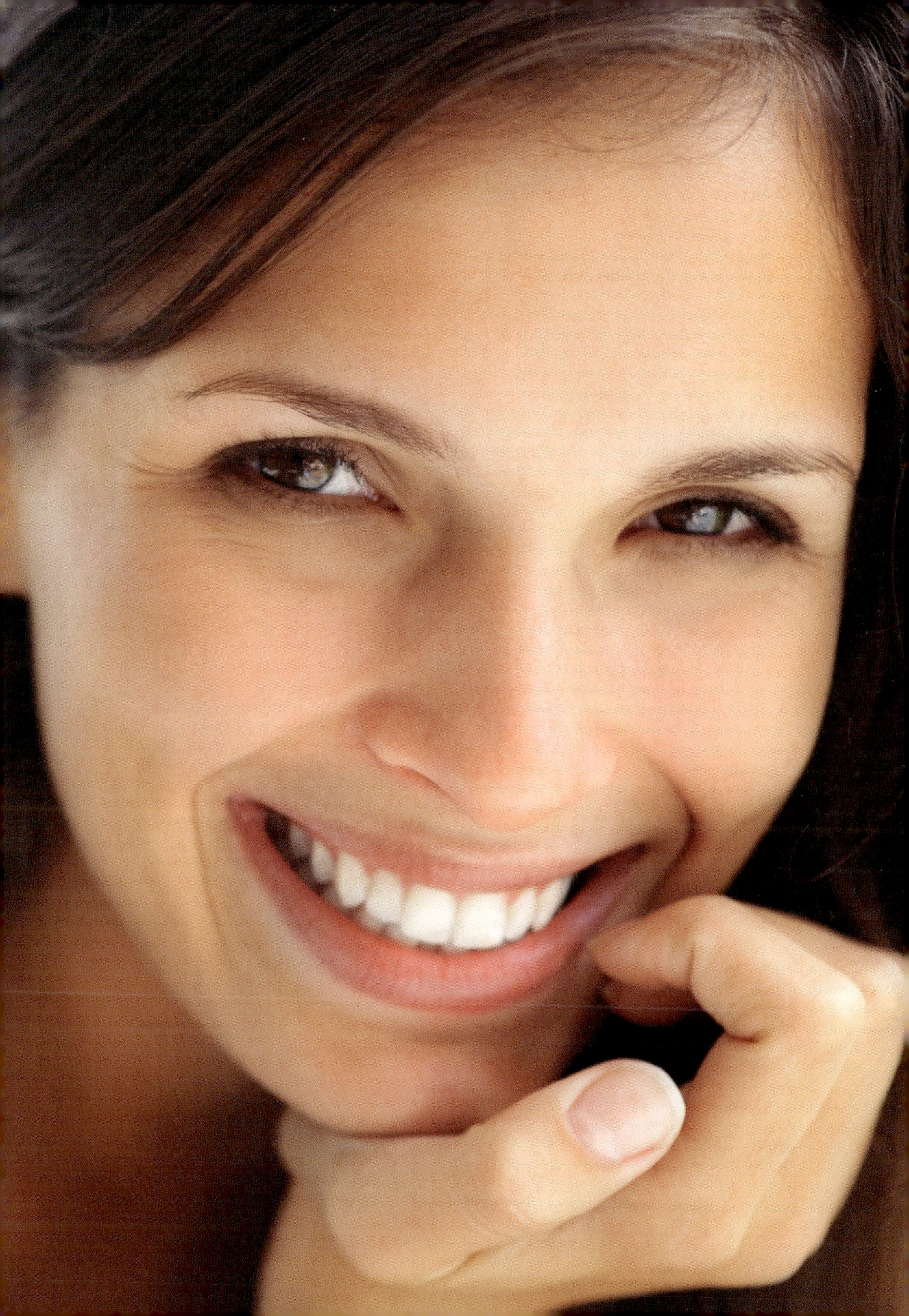

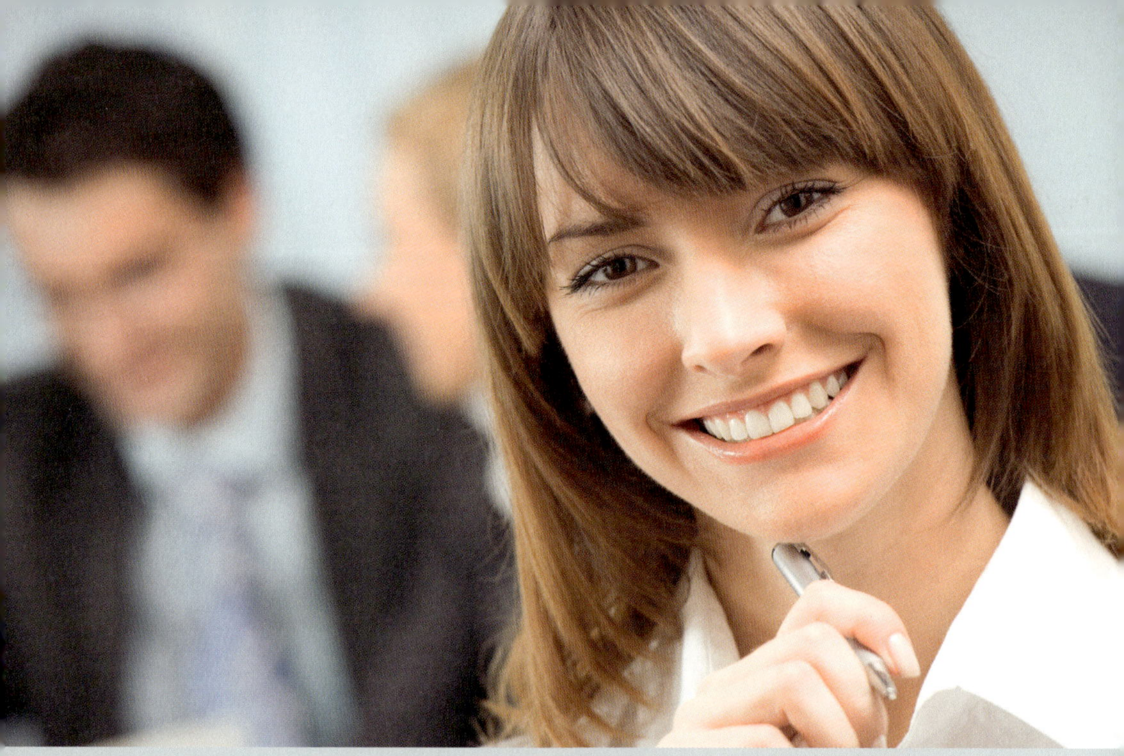

6 Die BodyReset-Fachberatung

Laden Sie sich den kostenlosen *BodyReset* Fahrplan runter auf www.bodyreset.com!

In der Schweiz und in mehreren europäischen Ländern finden Sie *BodyReset*-Fachberatungen in über 200 Gesundheits-, Kosmetik- und Wellnesseinrichtungen. Hier werden Sie in allen Bereichen der Methode kompetent beraten und mit vielen nützlichen Tipps für den Alltag versorgt. Zuerst wird Ihre Ausgangslage bestimmt, um den optimalen Weg für Sie persönlich zu finden. Welche Maßnahmen sind in Ihrem speziellen Fall überhaupt sinnvoll, mit welchen Maßnahmen können Abbauprozesse beschleunigt werden; wie integrieren Sie *BodyReset* in ein modernes Berufsleben, welche zusätzlichen Maßnahmen sind z. B. bei großem Gewichtsverlust sinnvoll, damit Sie nachher nicht nur schlanker sind, sondern sich auch an einer schönen Haut und Figur erfreuen können.

Mit *BodyReset* dürfen Sie gut und genussvoll essen und trinken. Verschiedene Beratungen bieten Ihnen und Ihrer ganzen Familie individuelle Wochenpläne an, und zwar ausschließlich mit Lebensmitteln, die alle gerne essen, und mit Lebensmittelkombinationen, die auf Ihre persönlichen Ziele ausgerichtet sind, wie z. B. Celluliteabbau ohne Gewichtsabnahme, langsame Gewichtsreduktion, schnelle Gewichtsreduktion etc.

Viele *BodyReset*-Fachberaterinnen kochen leidenschaftlich gern. Sie führen Kochkurse nach *BodyReset* durch und leiten Gruppen für Menschen, denen es schwerfällt, allein den Einstieg zu finden, oder die gern den Rückhalt der Gruppe und den Erfahrungsaustausch haben möchten.

Für Menschen, die gern gemeinsam mit anderen zu neuen Ufern aufbrechen, bieten die *BodyReset*-Wellnesshotels interessante Angebote an.

Die *BodyReset*-Fachberaterinnen zeigen Ihnen die Vorteile ganzheitlich-basischer Körperpflege und führen alle im Buch empfohlenen Begleitprodukte sowie eine Auswahl an hochwertigen Lebensmitteln nach den fünf Elementen der Traditionellen Chinesischen Medizin.

Über das Leistungsspektrum der einzelnen Institute können Sie sich unter *www.bodyreset.com* informieren.

Niemand löst ein Problem von außen, ohne dessen Ursache von innen anzugehen.

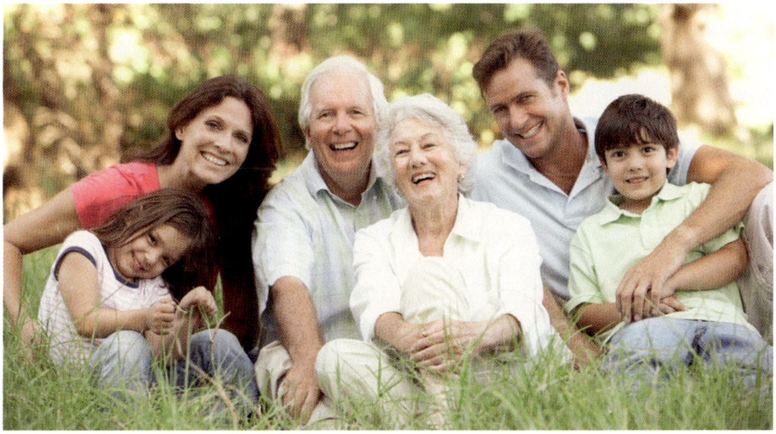

BodyReset macht die ganze Familie glücklich!

Abbauprozesse beschleunigen

Mit gezielten Behandlungen werden Abbau- und Regenerationsprozesse unterstützt und beschleunigt. Sie wirken optimal in Kombination mit der richtigen Ernährung und Körperpflege zu Hause.

Trinken Sie viel! Je mehr Wasser Sie trinken, umso mehr *Müll* kann die Lymphe abtransportieren.

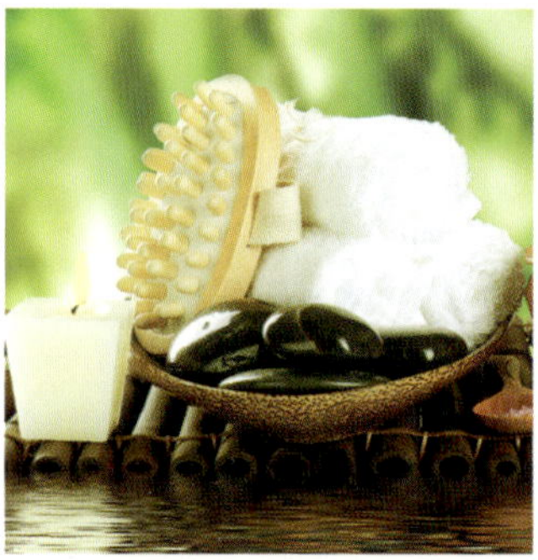
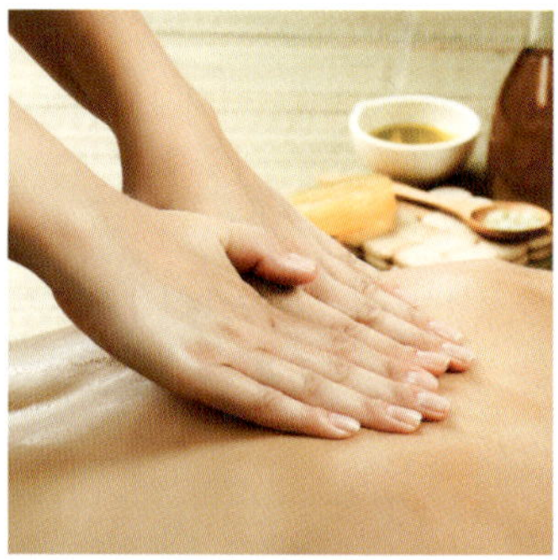
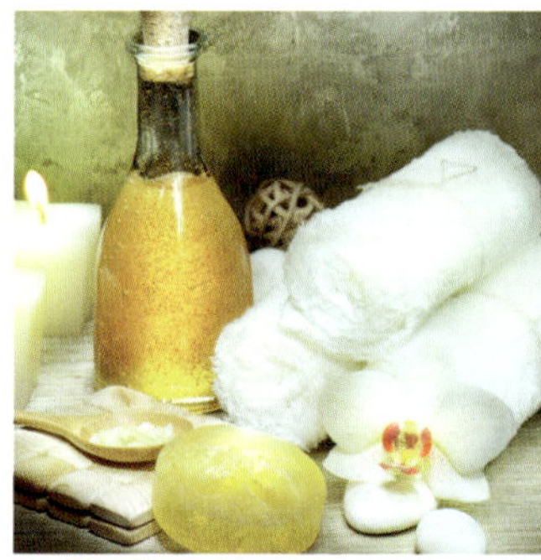
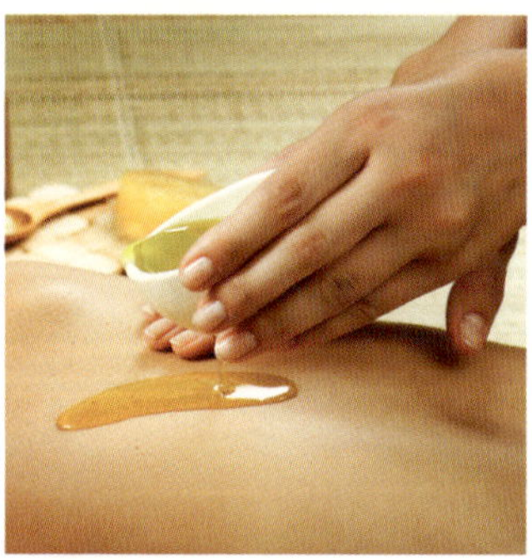
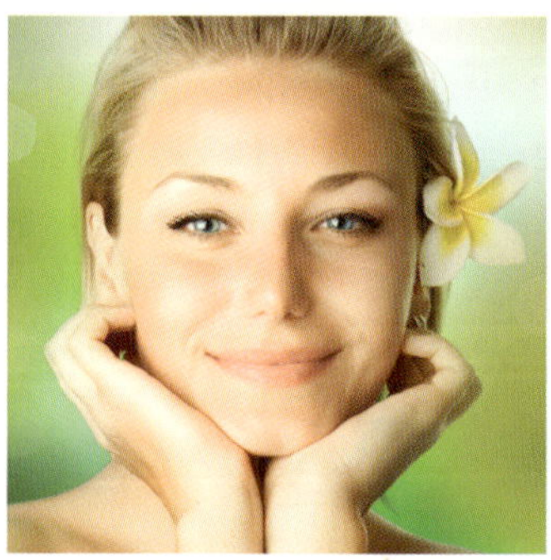
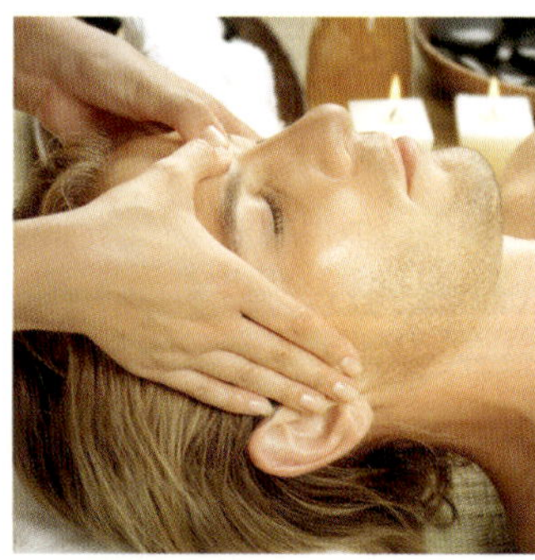
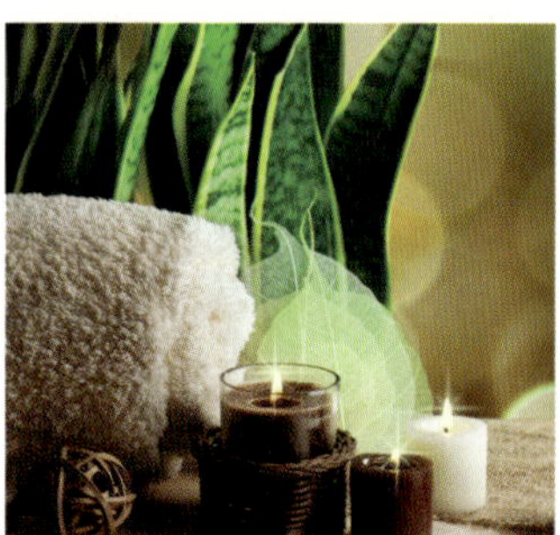
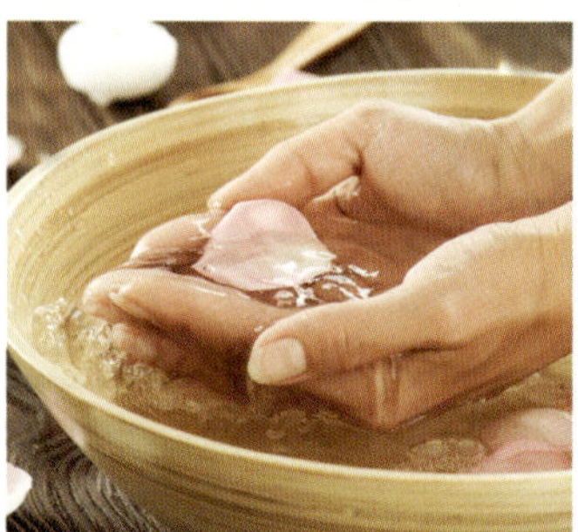
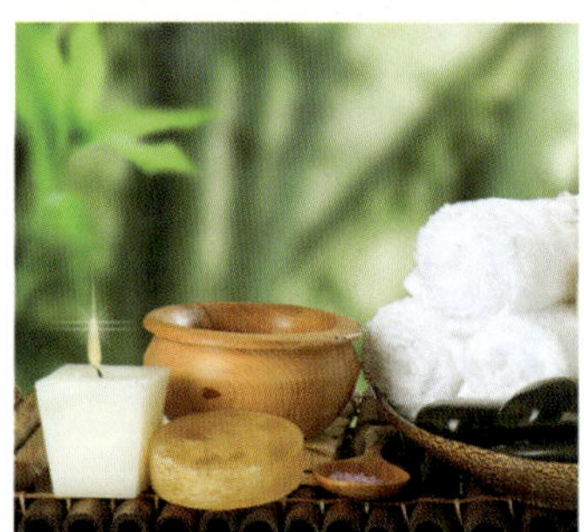

Am Anfang wichtig: Lymphe aktivieren

Die Lymphe ist zuständig für den Abtransport unserer Stoffwechselabfälle (siehe auch S. 24). Deshalb ist es gerade zu Beginn des Programms wichtig, dass die Lymphe gut arbeitet. Es empfiehlt sich, die Tätigkeit des Lymphsystems anzuregen und zu unterstützen, denn je besser die Lymphe fließt, desto mehr *Müll* kann sie aufnehmen und abtransportieren.

Zur Aktivierung eignen sich sowohl manuelle als auch mechanische Lymphdrainagen. Sehr gute Resultate lassen sich auch mit der Kombination Infrarot und neuromuskulärer Stimulation erreichen. Dieses Hightech-Verfahren* vereint Schlankheitstherapie, Lymphaktivierung und Muskelaufbau in einem. Für die tägliche Anwendung zu Hause empfehle ich Mikromassagehosen. Dank ihrer speziellen Gewebestruktur regen sie die von Cellulite beeinträchtigte Mikrozirkulation an und unterstützen beim Laufen den Flüssigkeitstransport in den Beinen. Die Massagehosen sehen aus wie Leggins und werden am besten vier bis fünf Stunden täglich während bewegungsintensiven Tätigkeiten (Hausarbeit, Einkauf, Sport) getragen, um Stauungen in den Beinen zu vermeiden und den Lymphfluss zu aktivieren.

Professionelle Behandlungen können je nach Problemstellung sehr unterschiedlich sein. Grundsätzlich gilt: Zu Beginn des Programms sind Maßnahmen zur Aktivierung der Lymphe sehr wichtig, um versulzte Körperflüssigkeiten wieder in Gang zu bringen und Belastendes und Blockierendes schnell und gezielt auszuscheiden.

Je weiter der Abbau fortgeschritten ist, desto wichtiger werden pflegende und aufbauende Maßnahmen für die Haut und das Gewebe. Bei Gewichtsreduktionen von mehr als zehn Kilogramm sollten Sie sich Zeit lassen und nach dem Programm *Langsamer Abbau* leben, damit das Bindegewebe nicht schlappmacht.

* Detaillierte Informationen finden Sie im kostenlosen *BodyReset*-Fahrplan unter *www.bodyreset.com*.

Eine sehr wirksame Kombination während der Abbauphase ist ein Saunabesuch mit Basenpolster und anschließender Bindegewebsmassage mit einem hochwertigen Hautöl.

Hautnährung und Hautstraffung

Ich empfehle im Institut und zu Hause basische Körperpflegeprodukte, um schneller und gezielter Ergebnisse zu erreichen.

Algenpackungen eignen sich gut zur Nährung und Straffung des Gewebes.

Hochwertige basische Kosmetik erfüllt folgende Anforderungen:

✔ pH-Wert 7–7,4	✘ Keine Säuren (außer für Schälungen)
✔ Reine Rohstoffe	✘ Keine Vorkonservierung und Verunreinigung
✔ Ohne chemische Konservierungsstoffe	
✔ Reine Pflanzenöle	✘ Keine Erdölprodukte
✔ Reine Pflanzendestillate	✘ Keine chemischen Reizstoffe
✔ Bioaktive Pflanzenstoffe	✘ Keine tierischen Inhaltsstoffe
✔ Reine essenzielle Öle	✘ Keine synthetischen Öle
✔ Reine, natürliche Farb- und Duftstoffe	✘ Keine chemischen Duft- und Farbstoffe

Unterstützende Maßnahmen bei Haarproblemen und Haarverlust

Durch Übersäuerung plündert der Körper seine eigenen Mineralstoffspeicher, zu denen auch der Haarboden zählt. Damit wird den Haaren die Versorgung mit lebensnotwendigen Vitalstoffen entzogen. Der Haarboden wird ausgelaugt, verschlackt langsam, aber kontinuierlich, und die Haarwurzeln können nicht mehr ausreichend mit Nähr- und Sauerstoff versorgt werden. Die zunehmende Verschlackung wird äußerlich sichtbar in Form fortschreitenden Haarverlusts.

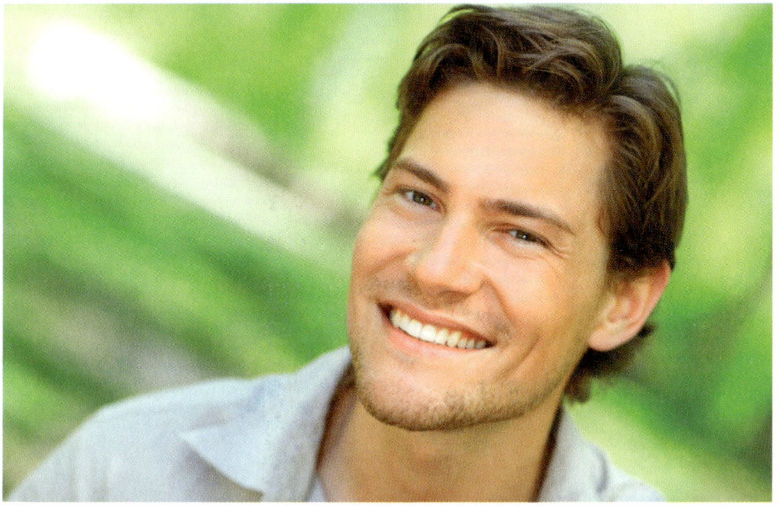

Er hat keine Haarprobleme!

Um auf Dauer wieder schönes, gesundes Haar zu bekommen, brauchen Sie Geduld, und Sie sollten die empfohlenen Maßnahmen konsequent und über einen längeren Zeitraum einhalten.

Schlackenabbau und Regenerationsprozesse sind erst möglich, wenn Sie zu Hause durch basenbetonte Ernährung, pflanzliche Nahrungsergänzungen, basische Körperpflege und Kopfhautmassagen die richtige Grundlage schaffen.

Wohltuende Behandlungen mit einem hochwertigen Haarserum bringen die Versorgungswege der feinen Blutgefäße wieder zum Fließen. Basische Kopfhautpackungen versorgen die Kopfhaut zusätzlich von außen mit wertvollen Vitalstoffen.

Vor allem durch Anregung des Blut- und Lymphflusses können abgelagerte Schlacken aus dem Haarboden gelöst und ausgeleitet werden, damit die Ver- und Entsorgung der Zellen wieder möglich ist.

Durch Übersäuerung plündert der Körper seine eigenen Mineralstoffspeicher, zu denen auch der Haarboden zählt.

! Welche Maßnahmen bei Haarproblemen, Haarverlust, zur Regeneration der Kopfhaut und der inaktiven Haarpapillen sinnvoll sind, finden Sie im kostenlosen *BodyReset*-Fahrplan unter *www.bodyreset.com*

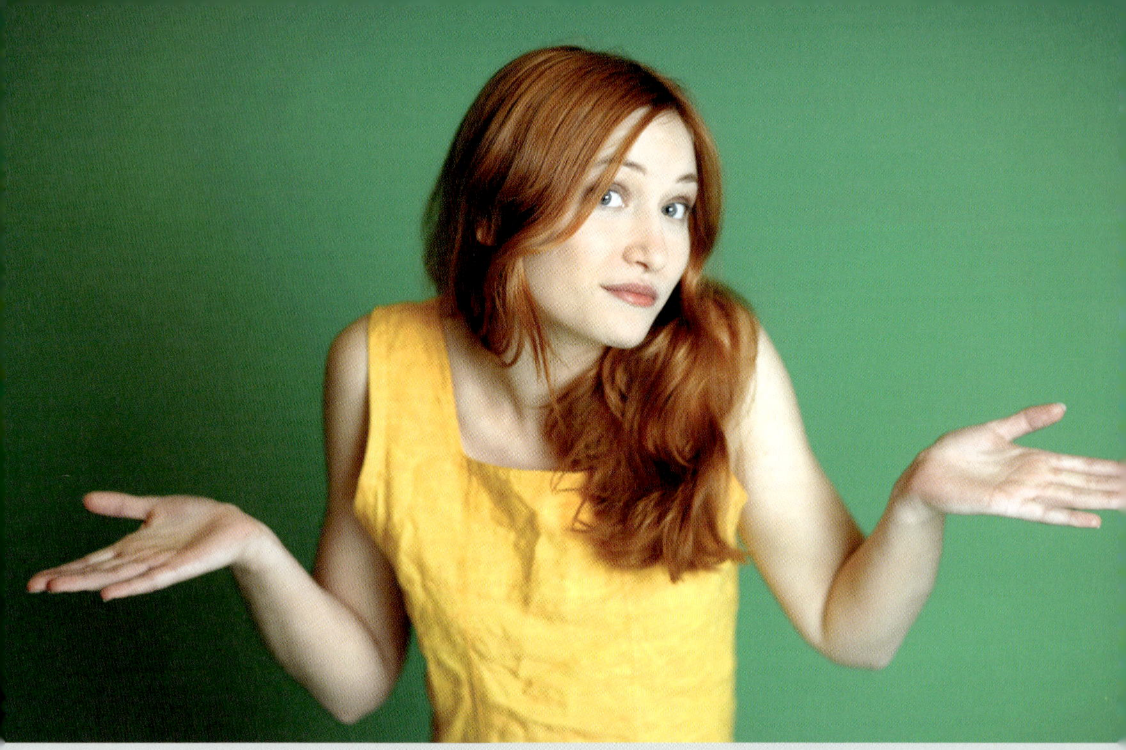

7 Häufig gestellte Fragen

Manchmal tauchen im Zusammenhang mit der Umsetzung des Programms Fragen auf, die ich aufgrund meiner langjährigen Tätigkeit oder auch aus eigener Erfahrung hier gern beantworte.

? »Ich bin sehr schlank und habe nur Cellulite und Reiterhosen. Was soll ich tun, damit ich kein Gewicht verliere?«

Sie werden in den ersten Tagen ein bis zwei Kilogramm an Gewicht verlieren, weil Ihr Körper im Basenüberschuss Gift- und Säureschlacken ausscheidet. Reiterhosen heißt immer auch versulztes, schlecht durchblutetes, nähr- und sauerstoffarmes Bindegewebe. Da ist es notwendig, auch von außen die Lösung und den Abtransport der Cellulite zu unterstützen. Zu Hause täglich mit einem Luffahandschuh massieren und Mikromassagehosen tragen.

Im Institut mit gezielten Behandlungen der Reiterhosen (S. 29). Essen Sie nicht zu viel Eiweiß, eher basische Kohlenhydrate (Kartoffeln, Bananen, Mais), kombiniert mit Butter, Öl, Sahne (Gratin, Omelett, Aufläufe, Sahnesaucen etc.). Einmal im Säure-Basen-Gleichgewicht, regelt sich Ihr Körpergewicht von allein.

Wenn Ihre Frage hier nicht beantwortet wird, kontaktieren Sie Ihre *BodyReset*-Fachberatung oder einen Online-Service unter **www.bodyreset.com**

? »Ich habe Familie mit Kindern, und der Zeitplan erlaubt nur am Abend ein gemeinsames Essen in Ruhe. Wie kann ich dieses Problem lösen?«

Damit das Abendessen nicht zu üppig ausfällt, habe ich dieses Problem folgendermaßen gelöst: Am Morgen richte ich ein Frühstücksbuffet an. Zeitaufwand: zehn Minuten. Melonenschnitze, Bananen in Scheibchen, eine Beerensorte, ein Kännchen Sahne, Käse, Rohschinken, Mandeln. Butter und Brot für Familienmitglieder, die nicht mitmachen. Dazu Karottensaft, Kaffee, Tee und ein Krug Wasser. *Auf Bestellung* ein gekochtes Ei oder Rührei. So kann jeder essen, wann und was er möchte. Für das zweite Frühstück Bananen, Kiwis, gekochte Eier etc. zum Mitnehmen bereitstellen. Wenn die Familie zu unterschiedlichen Zeiten nach Hause kommt, soll jeder erst mal eine Kleinigkeit essen (Früchte, Käse etc.). Ich bereite jeweils am Abend vorher einen haltbaren Salat zu (Kartoffel-Käse-Huhn-Karotten- oder Gurkensalat).

Gemeinsame Mahlzeiten mit den Kindern sind wichtig für ein soziales Miteinander in der Familie.

Setzen Sie das Abendessen so früh wie möglich an, mit der Zwischenmahlzeit vorher ist der Hunger nicht mehr groß. Dafür bleibt jetzt auch Zeit, z. B. bei einem gemütlichen Raclette das Miteinander zu genießen.

? »Ich habe am Morgen keinen Hunger. Muss ich trotzdem frühstücken?«

Unser Körper arbeitet nach seiner inneren Uhr. Die Verdauungsorgane arbeiten nach dem Aufstehen einige Stunden lang zu 100 %, am Nachmittag noch zu etwa 50 % und am Abend praktisch gar nicht mehr. Das ist auch sinnvoll: Energie brauchen wir hauptsächlich, wenn wir wach sind und arbeiten. Mit *BodyReset* essen Sie anfänglich am Abend Kartoffeln und Gemüse oder die Basensuppe. Damit müssten Sie eigentlich am Morgen wieder hungrig sein. Wenn nicht, nehmen Sie bitte spätestens drei Stunden nach dem Aufstehen eine süße Frucht und etwas Eiweiß (Käse, Schinken, gekochtes Ei etc.) zu sich. Damit starten Sie die Verdauung und die Magensaftproduktion.

Früchte mit Sahne können auch durch eine Frucht mit Kokosmilch und Kokosflocken vermischt als Müsli ersetzt werden.

? »Ich trinke gern Wein zum Essen und abends ein Schnäpschen. Muss ich darauf verzichten?«

Das Schnäpschen sollten Sie während der Kur weglassen. Es enthält fast 50 % Alkohol und behindert den Fettstoffwechsel. Genießen Sie lieber ein gutes Glas Rotwein. Wein und Bier zählen zum sauren Anteil einer Mahlzeit. Wenn Sie sonst alle Maßnahmen einhalten und genügend Wasser vor den Mahlzeiten trinken, ist nichts dagegen einzuwenden.

? »Ich bin Vegetarierin und esse keine tierischen Produkte. Kann ich trotzdem mit *BodyReset* die Cellulite abbauen?«

Selbstverständlich. Wenn Sie Sahne, Butter, Käse und Eier essen, ersetzen Sie Fleisch, Fisch und Geflügel durch Soja- oder Quornprodukte. Lassen Sie sich im Reformhaus oder Bioladen beraten. Wenn Sie gar keine tierischen Produkte essen, ersetzen Sie meine Empfehlungen durch die hochwertigen pflanzlichen Alternativen, z.B. von Sojana:

Peace-Cream 35 % Fett	statt Sahne
Mandonaise	statt Mayonnaise
Soja-Gehacktes und Klöße	statt Fisch
Peace-Hackbraten	statt Fleisch
Mc. Sojana Tofuburger	statt Geflügel
Tofu des Dieux	statt Käse + Eier
Delikatess Tofu	statt Rauchfleisch

Um Ihren Eiweißbedarf abzudecken, ersetzen Sie nach der Entschlackungsphase doch einfach öfter mal Kartoffeln, Reis oder Pasta durch Hülsenfrüchte. Erbsen, Bohnen und Linsen enthalten eine optimale Kombination von Eiweiß, Kohlenhydraten und Ballaststoffen. Aber bitte immer geschält! Im China- oder Thailaden finden Sie geschälte rote, weiße oder gelbe Mungolinsen und Mungobohnen.

Wir haben die Tendenz, allgemein zu viel Eiweiß zu essen. Auch Nicht-Vegetarier sollten an zwei bis drei Tagen in der Woche auf Fleisch und Fisch verzichten.

? »Ich leide seit vielen Jahren unter Übergewicht und Besenreisern. Bisher hat nichts wirklich geholfen. Ich kann einfach nicht glauben, dass Ihre Methode funktionieren soll. Können Sie mir das beweisen?«

Ich kann Ihnen nichts beweisen, aber Sie selbst können sich beweisen, dass es funktioniert. Sie haben nichts zu verlieren, aber alles zu gewinnen. Befolgen Sie einfach meine Ratschläge, essen und leben Sie mit meinen Empfehlungen. So einfach, wie es klingt, ist es auch. Sie müssen sich bewusst sein: Was sich in Jahrzehnten aufgebaut hat, wird sich nicht in einigen Tagen in Luft auflösen. Aber schon nach sechs bis acht Wochen zeigt sich eine deutliche Verbesserung Ihrer Probleme. Um aber das Cholesterin in Ihren Blutgefäßen durch

Mineralstoffe zu ersetzen, braucht der Körper einige Monate, vielleicht auch ein bis zwei Jahre. Den schnellsten Erfolg erzielen Sie, wenn Sie in dieser Zeit selten konzentrierte Kohlenhydrate und täglich konsequent die höchste Dosierung an Mineralstoffen zu sich nehmen. Auch das tägliche Basenpolster und basische Körperpflegeprodukte verhelfen zu einem optimalen Ergebnis.

? »Durch meine Frau habe ich erfahren, dass auch Haarverlust rückgängig gemacht werden kann. Ich bin 42 Jahre alt und verliere seit meinem 25. Lebensjahr kontinuierlich Haare. Ist es für neuen Haarwuchs nicht zu spät?«

Bei Haarproblemen braucht es Geduld und die konsequente Einhaltung der Empfehlungen. Lassen Sie sich von einem *BodyReset*-Fachinstitut beraten und begleiten.

Wenn die Ursache eine langjährige Übersäuerung und ein permanenter Mineralstoffmangel ist, ist es nicht zu spät. Mein persönliches Programm hat bisher immer funktioniert. Sie müssen sich aber etwas gedulden, bis der erste Flaum sichtbar wird, und konsequent alle Maßnahmen gleichzeitig einhalten, und zwar über einen Zeitraum von mindestens sieben Monaten. Unterstützend zur Remineralisierung (höchste Dosierung) hat sich in der Praxis auch die basische Haar- und Kopfhautpflege bewährt.

? »Ich muss häufig im Restaurant oder in der Kantine essen: Kann ich trotzdem das *BodyReset*-Programm durchführen?«

Lässt sich ein Restaurantbesuch (z. B. Kundenessen) nicht vermeiden, nehmen Sie am Morgen vor dem Frühstück die höchste Dosierung Nahrungsergänzung. Vielfach enthalten Restaurantmahlzeiten nicht genügend Vitamine und Mineralstoffe. Wenn Sie Wein mittrinken wollen, bitte nur ein Glas zum Essen. Die meisten Restaurants bieten drei bis vier Mittagsmenüs an. Wenn Sie keines mit Kartoffelbeilage finden, bitten Sie den Kellner, die Kohlenhydratspeise (Reis, Teigwaren oder Mais) durch ein Gemüse zu ersetzen. Nehmen Sie keine Saucengerichte, sie enthalten meist einen hohen Anteil gehärteter Fette, Weißmehl und unerwünschter Zusatzstoffe.

Sogenannte Slow-Cooker-Schongarer können am Morgen zu Hause eingefüllt werden, während der Arbeit wird Ihr Essen gar, und Sie können am Mittag eine heiße Mahlzeit genießen!

Kombinationsvorschläge – Je nach Tagesplan	
Mittag	**Abend**
Grüner Blattsalatteller oder Feldsalat mit Ei	Kein Salat mehr
oder	
Ein kleiner grüner Salat, eine Kartoffelspeise, eine Gemüsesorte	Kartoffelspeise oder eine Gemüsesorte
oder	
Ein kleiner grüner Salat, eine Kartoffelspeise, eine Eiweiß-Speise, eine Gemüsesorte	eine Kartoffelspeise, eine Eiweißspeise, eine Gemüsesorte
oder	
Anstelle des kleinen Salats eine zweite Gemüsesorte	Kartoffeln und Käse (Raclette, Käserösti, Pellkartoffeln mit Käse)

? »Ich rauche: Was muss ich speziell beachten?«

Raucherinnen haben einen erhöhten Vitaminbedarf, den Sie unbedingt mit einer zusätzlichen Nahrungsergänzung decken sollten. Rauchen ist eine Sucht, von der jeder selbst loskommen muss. Wenn Sie das wirklich wollen, gehen Sie zu Ihrem Hausarzt und lassen Sie sich beraten. Ich kenne einige Raucherinnen, die es so geschafft haben, von ihrer Sucht loszukommen.

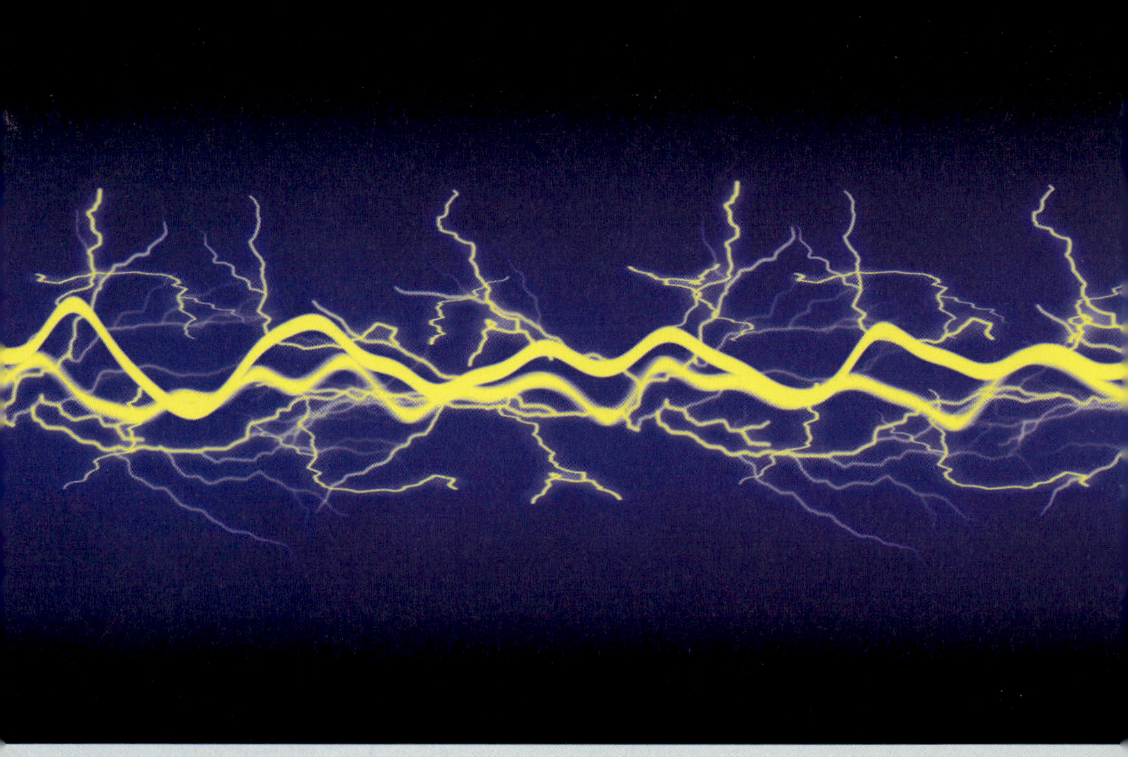

8 Mikrowellennahrung ...

... ist tote Nahrung

Nicht nur ich, auch der Fachjournalist und Buchautor *Manfred Fritsch* hält die Entwicklung von immer mehr Mikrowellengeräten für fatal: »Mikrowellenöfen gehören in keinen Haushalt und erst recht nicht in ein Restaurant. Hier wird der Krebs gleich mitgekocht.« Nach Fritschs Meinung habe die Elektro-Industrie »wider besseres Wissen« Mikrowellengeräte massenhaft produziert. Für die weltweiten Milliardengeschäfte müsse der Mensch – wie so oft – als Versuchsobjekt herhalten. Ich selbst bin glücklicherweise im Jahre 2000 auf die Studien des Schweizer Ernährungswissenschaftlers *Dr. Hans-Ulrich Hertel* gestoßen, der bereits 1989 beunruhigende Entdeckungen zum Mikrowellenherd machte. Mehr als zehn Jahre lang kämpfte er für die Veröffentlichung seiner Studien. Im März 1993 verbot ihm das Kantonalgericht von Bern, seine Forschungsergebnisse zu publizieren und begründete dieses Urteil mit dem schweizerischen Gesetz gegen unfairen Wettbewerb. In diesem Fall vertrat dieses Gesetz leider ausschließlich die Interessen von Handel und Industrie. Dieses Gesetz machte auch die Schweizer Presse mundtot, sodass jede Kritik an der Mikrowelle ein Prozessrisiko darstellte. Aber die Wahrheit siegte: Im August 1998 erklärte das europäische Gericht für Menschenrechte, dass das Urteil vom Schweizer Gericht gegen *Dr. Hertel* ungültig war. In der Zwischenzeit werden die Entdeckungen *Hertels* durch vielfältige Forschungsergebnisse belegt. *Hertel* konnte beweisen, dass im Blut von Probanden, die Mikrowellennahrung zu sich genommen hatten, sofort auffällige Veränderungen festzustellen waren, wie zum Beispel der Beginn eines pathologischen Prozesses, wie er bei der Entstehung von Krebs vorliegt.

Ein Gesetz, das Kritik an der Mikrowelle verbot und damit jede objektive Auseinandersetzung mit einem Problem im Keim erstickte.

So funktioniert ein Mikrowellenherd

Die Mikrowellenstrahlen dringen innerhalb kürzester Zeit tief ins Innere des Gargutes ein, während das Kochen mit Feuer, Gas oder Strom das Essen langsam von außen nach innen erwärmt. Mit Mikrowellen werden die Nahrungsmoleküle in eine extreme Rotation versetzt. Durch Mikrowellen werden die Nahrungsmoleküle zerstört und deformiert, mit der Folge, dass neue chemische Verbindungen entstehen, die in der Natur unbekannt sind. Der Körper kennt diese neuen Moleküle nicht, für ihn ist es daher tote Nahrung.

Sollten Sie auch über ein solches Gerät verfügen, testen Sie an zwei identischen Pflanzen in zwei verschiedenen Gefäßen, was passiert. Einfach Wasser in der Mikrowelle erhitzen, abkühlen lassen und ein Pflänzchen damit gießen. Das andere mit normalem Wasser gießen. Sie werden erschüttert sein!

Was in unserem Körper durch Mikrowellen-Food geschieht, können Sie nachlesen unter *www.wahrheitssuche.org/mikrowellen.html.*

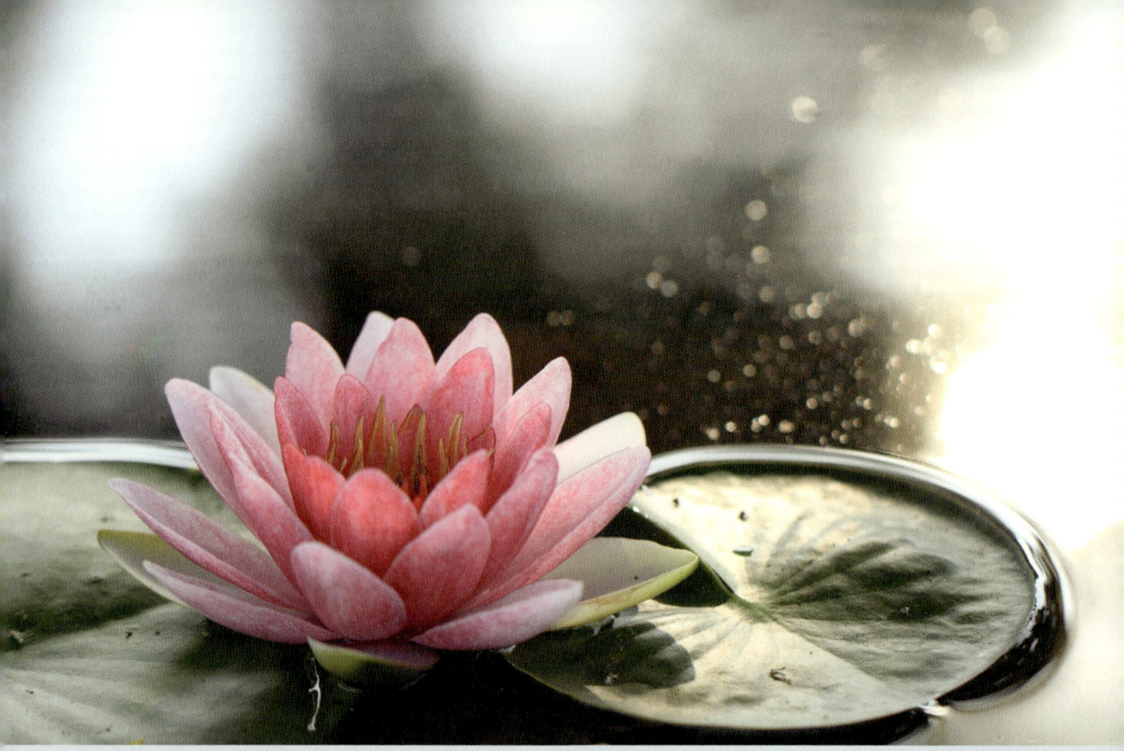

9 Ein Wort zum Schluss

Mein Buch wäre eigentlich überflüssig, wenn all die groß angekündigten »Wunderdiäten« das halten würden, was sie versprechen. Ich selbst und Hunderte meiner Klientinnen leben seit Jahren nach meiner Methode. Wir achten auf die Säure-Basen-Balance, auf natürliche und hochwertige Lebensmittel. Wenn Sie Ihr Entschlackungsprogramm beendet haben, kennen Sie die Grundlagen von *BodyReset*. Basenpolster nach dem Duschen und basische Körperpflege entlasten Tag für Tag Ihren Organismus, es gibt nichts Einfacheres und Besseres. Bio-Produkte garantieren gesunde Zellen und einwandfreie Stoffwechselfunktionen. Ein bis zwei mal pro Jahr *Die ersten 14 Tage* wiederholen, hält Ihren Körper fit und schlackenfrei. Bei hohen Belastungen in Beruf und Familie empfehle ich täglich eine pflanzliche Nahrungsergänzung. Leben Sie mehrheitlich nach den *BodyReset*-Regeln, dann werden Ihre verschwundenen Probleme auch nicht wieder auftauchen. Sie kennen die Ursachen und vermeiden sie, ohne auf alles verzichten zu müssen. Ab und zu ein Stück Schokolade, ein feuchtfröhlicher Spaghettiabend, ein Festessen oder eine Champagnernacht bringt Sie nicht gleich wieder ins Ungleichgewicht.

Basenpolster nach dem Duschen und basische Körperpflege entlasten Tag für Tag Ihren Organismus!

Genießen Sie Ihr Leben, es hat mehr zu bieten als Essen und Trinken! Suchen Sie sich eine Sportart, die Ihnen Spaß macht, am besten mit Gleichgesinnten. Da werden Sie von einer Dynamik angesteckt, die im Alleingang sehr viel mehr Disziplin und Eigenmotivation erfordert. Und fragen Sie sich: Was mag ich am liebsten? Wenn Sie die Antwort gefunden haben, kennen Sie Ihr neues Hobby! Meines ist übrigens Kochen und immer wieder neue Rezepte erfinden. Vielleicht entsteht daraus sogar einmal ein Kochbuch.

Ich wünsche Ihnen alles Gute und darf Ihnen das Lebensmotto meiner Mutter mit auf den Weg geben: »Mach es wie die Sonnenuhr, zähl die heiteren Stunden nur!«

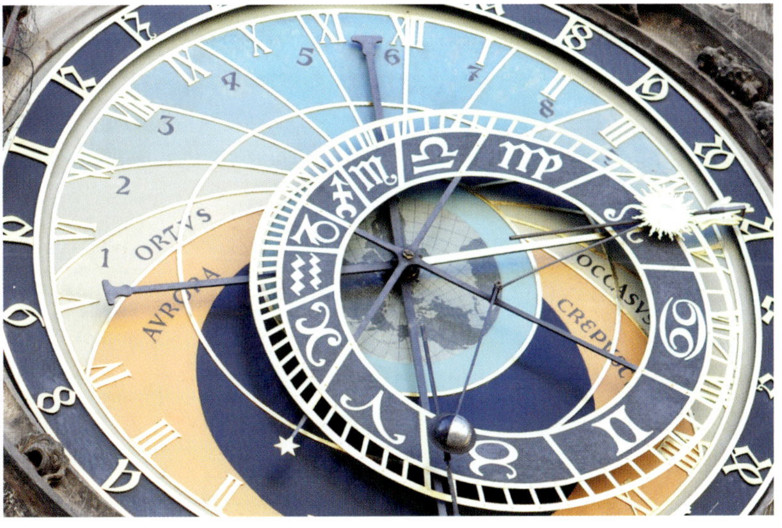

Mach es wie die Sonnenuhr ...

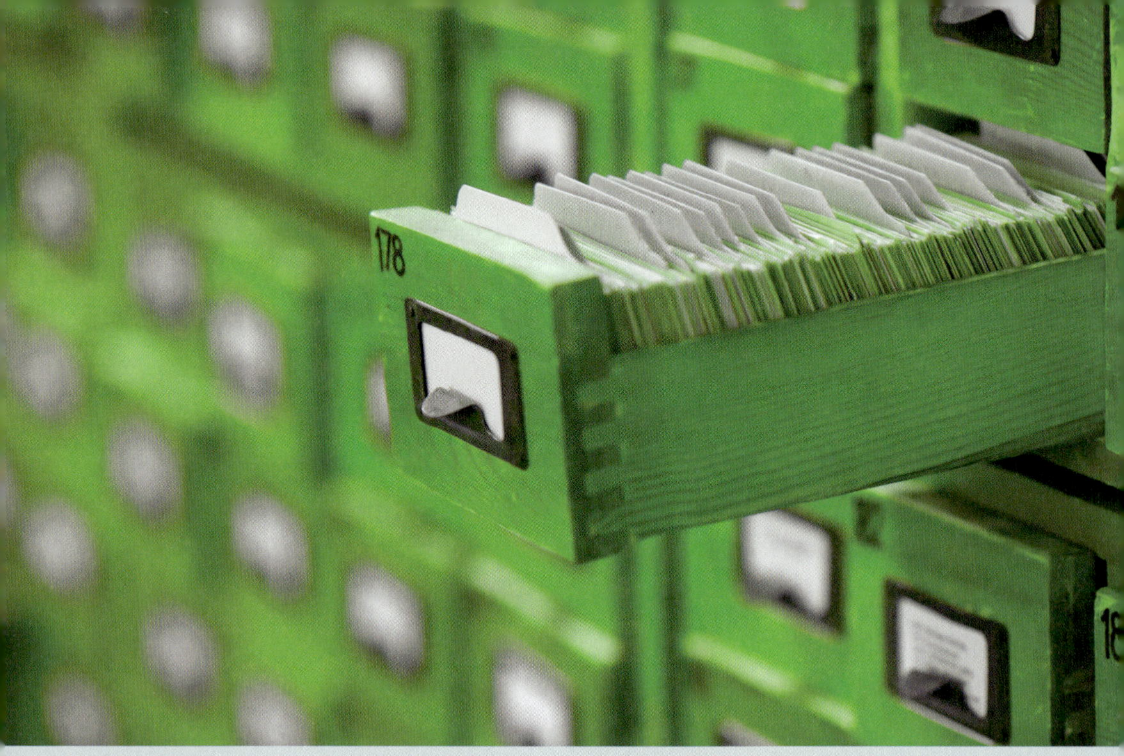

10 Rezepte – Tabellen – Empfehlungen

Säure-Basen-Tabelle

Nachfolgend finden Sie eine Übersichtstabelle der gängigsten Produkte mit der Angabe, ob sie basisch oder sauer im Stoffwechsel reagieren. Konzentrierte, *saure* Kohlenhydrate sollten Sie weitgehend meiden, bis Sie mit Ihrem Aussehen zufrieden sind.

Sie bauen keine Schlacken ab, wenn Sie zu den Mahlzeiten Brot, Pasta oder Reis essen und Limonaden trinken. Vor allem gesüßte, aber auch Light- und Zerogetränke haben mit Flüssigkeitszufuhr nichts zu tun. Mit BodyReset geht automatisch die Lust darauf weg, sie schmecken nicht mehr.

Halten Sie sich an das 70-%-Basen-30-%-Säure-Prinzip, und Sie können eigentlich gar nichts falsch machen!

Säure-Basen-Tabellen

GEMÜSE	KH	B/S
Avocados	0	B
Artischocken	0	S
Auberginen	5.8	B
Brokkoli	2	B
Bohnen	3	OS
Blumenkohl	1.6	B
Champignons	< 0.5	B
Chinakohl	< 1	B
Erbsen	13	S
Fenchel	2.2	B
Frühlings-zwiebeln	8	S
Karotten	4.3	B
Kartoffeln	15	B
Kohl, rot	2.5	B
Kohl, weiß	1.2	B
Linsen	18.4	S

GEMÜSE	KH	B/S
Mangold	2.5	OS
Kefen	10	S
Knoblauch	23	S
Lauch	2.5	S
Lattich	1.3	S
Peperoni	3	OS
Pilze	3	B
Rosenkohl	2.2	B
Kürbis	4.6	B
Spinat	< 1	OS
Sellerie	1.5	B
Spargel	1.6	OS
Schwarzwurzeln	1.3	B
Tomaten	2.6	S
Wirsing	1.7	B
Zucchini	2	B
Zwiebeln	5.5	S

KH = ca. Kohlenhydrate je 100 g
B = Basisch
OS = Oxalsäure
S = Sauer
N = Neutral

DIVERSES	KH	B/S
Essiggurken	1.8	S
Honig	75	S
Ketchup	24	S
Mayonnaise	1.8	B

DIVERSES	KH	B/S
Nüsse	10	S
Oliven	3	B
Senf	5.5	S

KH = ca. Kohlenhydrate je 100 g
B = Basisch
OS = Oxalsäure
S = Sauer
N = Neutral

FRÜCHTE	KH	B/S
Äpfel, süß	11	B
Aprikosen	8.5	S
Birnen	12.5	B
Bananen	15	B
Dörrfrüchte	65	S-B
Erdbeeren	5.5	OS
Feigen	13	B
Heidelbeeren	7.4	S
Himbeeren	4.8	OS

FRÜCHTE	KH	B/S
Kirschen	13	S
Kiwis	11	S
Mango	13	OS
Mandarinen	10	S
Melone	7	B
Nektarinen	12	S
Orangen	9	S
Papaya	2.5	B
Pfirsiche	9	S
Pflaumen	10	S
Trauben, weiß	15	B
Trauben, rot	15	B

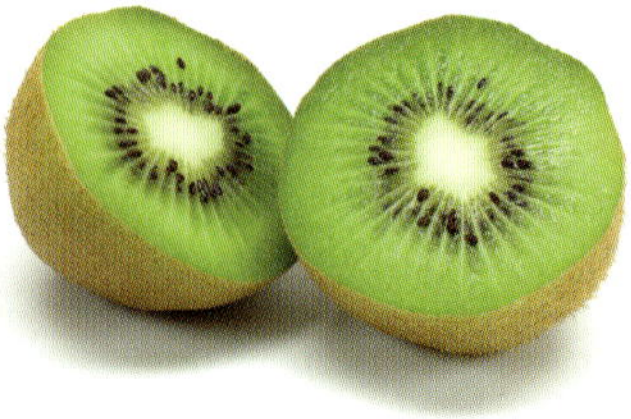

SALATE	KH	B/S
Blumenkohl-salat	1.6	B
Chicoréesalat	3.1	OS
Crevettensalat	< 1	S
Eisbergsalat	2	B
Endiviensalat	< 1	B
Grüner Bohnensalat	2	OS
Gurkensalat	2.5	B
Hähnchensalat	< 1	S
Käsesalat	< 1	S
Karottensalat	1.5	B
Kartoffelsalat	12.8	B

SALATE	KH	B/S
Kopfsalat	1.9	B
Kresse	1.1	B
Lollo	1.8	B
Nüsslisalat	1.6	B
Putensalat	< 1	S
Rettichsalat	3.8	S
Rote Bete Salat	5.7	OS
Rucolasalat	1.9	B
Thunfischsalat	< 1	S
Tomatensalat	3.4	OS
Wurstsalat	1.5	S

Unter der reichen Auswahl an Salaten dürfte für jeden Gaumen etwas Passendes dabei sein.

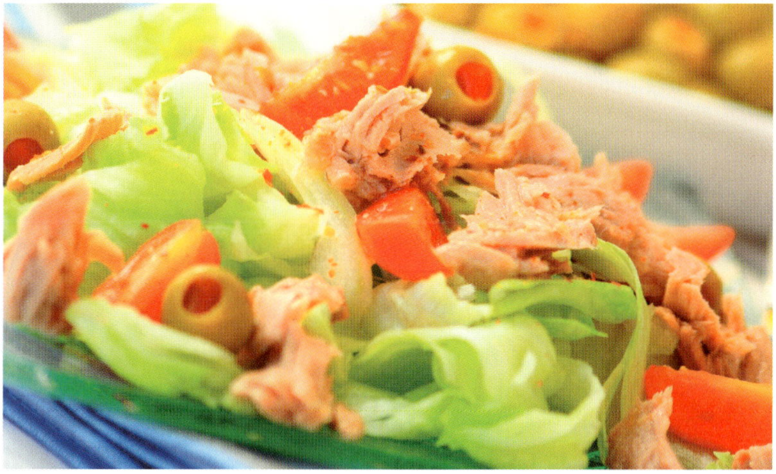

Thunfischsalat lässt sich gut vorbereiten und gut verpackt in die Arbeit mitnehmen.

MILCH- u. EIWEISS-PRODUKTE	KH	B/S
Weiches Ei	0.7	N
Eieromelett mit 1 Ei	0.7	N
Frischkäse, 70 % F. i. Tr	2.5	S
Gekochtes Ei	0.7	N
Halbhartkäse, halbfett	0	S
Joghurt, Natur, vollfett	4	S
Joghurt, Frucht, vollfett	14	S
Käse, mild, Rahmstufe	0	S
Käse, rezent, vollfett	0	S
Kaffeesahne 15 % Fett	3.8	S

MILCH- u. EIWEISS-PRODUKTE	KH	B/S
Vollmilch	5	S
Quark, vollfett	3.2	S
Quark, Magerstufe	4	S
Quark, Frucht, vollfett	17	S
Rahmkäse, Doppelrahm	0	S
Rührei, 2 Eier	1.5	S
Sahne, halbfett	2	N
Sahne, vollfett	3	B
Spiegelei in Butter	0.7	N
Weichkäse, vollfett	0	S
Tofu	0.7	S

Sie können sich die Tabellen aus dem Buch kopieren und in der Küche aufhängen. So haben Sie die wichtigen Informationen für den Einkauf immer vor Augen.

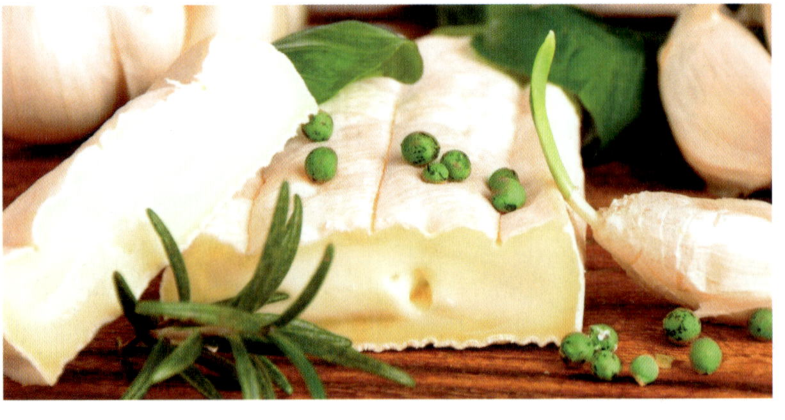

Vollfettkäse enthält am wenigsten Säuren.

FLEISCH und FISCH*	EW	B/S
Ente	18.1	S
Kalb	19.8	S
Kaninchen	19.3	S
Lamm	29	S
Reh	22.4	S

FLEISCH und FISCH*	EW	B/S
Rind	19.6	S
Schwein	28	S
Truthahn	27	S
Geflügel	20	S
Fischfilet	20	S

EW = ca. Eiweißgehalt
B = Basisch
OS = Oxalsäure
S = Sauer
N = Neutral

* Frisch und roh; Geflügel ohne Haut; keine KH-Angaben; ca. Eiweißgehalt

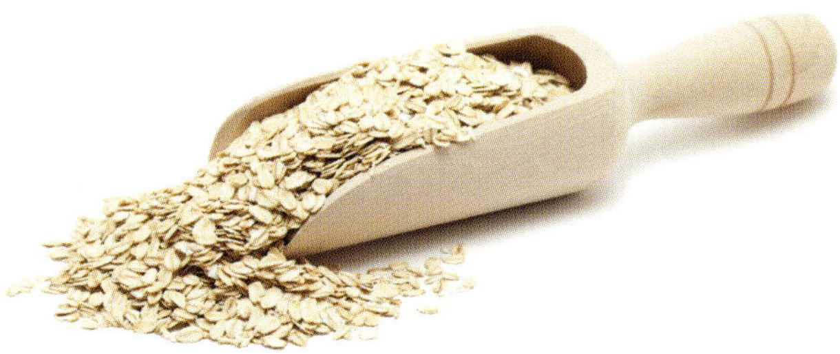

Kohlenhydratreiche LEBENSMITTEL	KH	B/S
Brot	48	S
Cornflakes	79	S
Haferflocken	21	S
Reis	24	S
Pasta	35	S
Mais (Polenta)	21	N

Kohlenhydratreiche LEBENSMITTEL	KH	B/S
Bonbons	77	S
Schokolade	76	S
Kekse	62	S
Getreideriegel	45	S
Gummibärchen	45	S
Speiseeis	31	S

SUPPEN * Selbst gemacht	KH	B/S
Brokkolisuppe	4	B
Blumenkohl-suppe	3	B
Champignon-suppe	3	B
Gemüsesuppe	5	B

SUPPEN * Selbst gemacht	KH	B/S
Kartoffelsuppe	9	B
Kürbissuppe	3	B
Selleriesuppe	5	B

* Basis: Kartoffelmehl und/oder Gemüsebrühe natur, n. B. etwas Sahne

KH = ca. Kohlenhydrate je 100 g
B = Basisch
OS = Oxalsäure
S = Sauer
N = Neutral

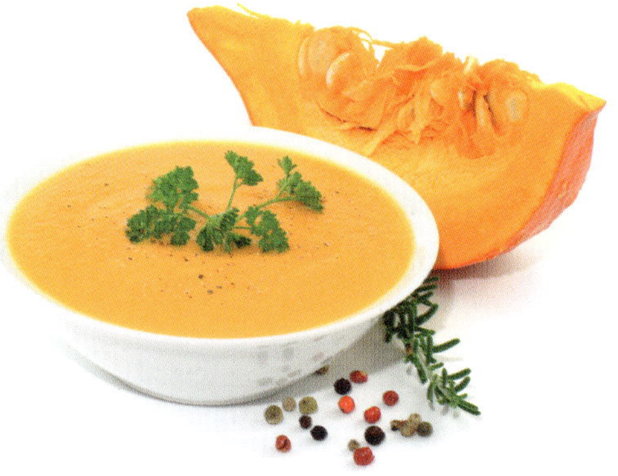

SAUCEN * Selbst gemacht	B/S
Bolognesesauce	S
Bratensauce	S
Café de Paris	N
Cognac-Sahnesauce	N
Knoblauchsauce	S
Kräutersauce	B

SAUCEN * Selbst gemacht	B/S
Morchelsauce	B
Pfeffersauce	N
Steinpilzsauce	B
Tomatensauce	S
Weißweinsauce	S

* Enthalten alle unter 5 % KH
Basis: Fond oder Gemüsebrühe, Kartoffelvollmehl zum Binden, ohne oder mit Sahne

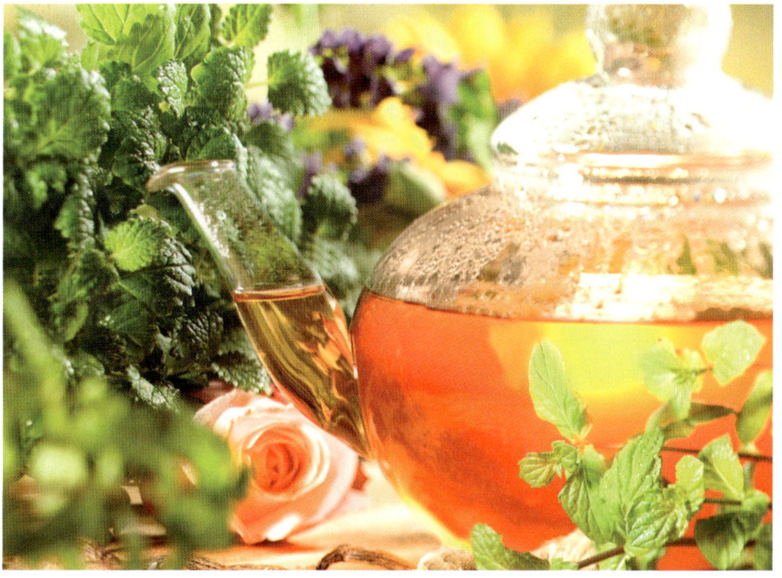

Basische Tees sind gesund und schmecken.

GETRÄNKE	B/S
Aktivwasser ionisiert	B
Apfelsaft* frisch, mit 70 % Wasser verdünnt	N
Bier	S
Cola	S
Eistee	S
Früchtetee	S
Kaffee	S
Karottensaft*, mit 70 % Wasser verdünnt	N
Kräutertee	S-B

GETRÄNKE	B/S
Likör	S
Limonade	S
Mineralwasser still	N
Mineralwasser mit Kohlensäure	S PH 3!
Tomatensaft, mit 70 % Wasser verdünnt	S
Traubensaft*, mit 70 % Wasser verdünnt	N
Wein rot	S
Wein weiß	S

* Enthalten unter 5 % KH

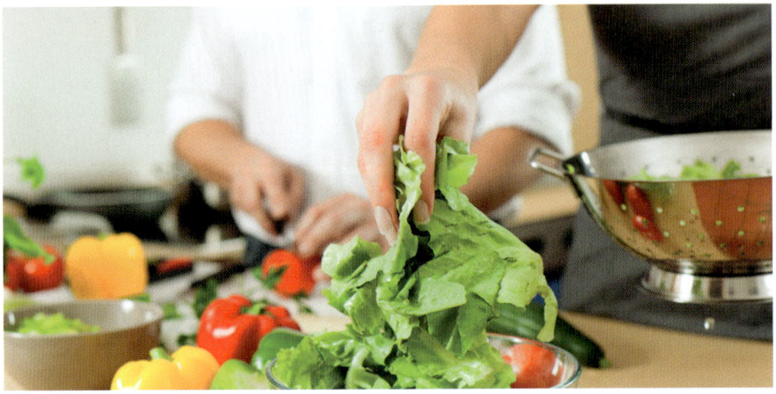

Frische Salate sind nicht nur gesund, sie erfreuen auch unser Auge und machen Appetit.

Rezepte

Grundsauce für Salate

Leider enthalten viele Fertig-Gewürzmischungen, Fertigsaucen und Suppenpulver unerwünschte Zusatzstoffe, Zucker und E-Nummern. Das Kleingedruckte lesen!

Pro 3 EL Sonnenblumen- oder Olivenöl ein TL Apfelessig. Würzen mit Salz, Ursalz* oder Gewürzsalz und Pfeffer. Nach Belieben Senf und Trocken-Kräuter-Mischungen* dazugeben. Bereiten Sie ausreichend Grundsauce. In einer verschlossenen Flasche können Sie die Sauce mehrere Tage im Kühlschrank aufbewahren.

♥ Variante: Französisches Dressing

Geben Sie zur Grundsauce etwas Sahne und eventuell etwas Wasser hinzu.

✓ Kräutertipp

Beim Anrichten geben Sie je nach Salatsorte frische Kräuter, Zwiebeln, Knoblauch etc. dazu.

Zu Gurken: frischer oder getrockneter Dill
Zu Tomaten: frisch geschnittenes Basilikum
Zu Kartoffelsalat: Essiggurke, Zwiebel und Ei klein gehackt, Knoblauch, Schnittlauch
Zu grünen Blattsalaten: klein geschnittene Zwiebel, Knoblauch, Radieschenscheiben

Grundsauce für Fleisch und Fisch

Fleisch anbraten, Fond mit Wasser oder Wein ablöschen und einkochen lassen. Gemüsebrühe* dazugießen und mit Pfeffer und frischen oder getrockneten Gewürzen und Kräutern abschmecken. Zum Andicken 1 TL Kartoffelmehl in etwas Wasser aufgelöst dazugeben. Nach Belieben mit Sahne verfeinern.

Verwenden Sie anstelle von gewöhnlichem Mehl Kartoffel-Vollmehl und zum Panieren statt Paniermehl geriebene Mandeln!

♥ Knoblauchdip

Je nach Geschmack 2 bis 4 Knoblauchzehen durch die Knoblauchpresse drücken und mit 100 g Mayonnaise und 2 EL Sahne gut verrühren.

♥ Tartarsauce

1 Essiggurke, 1 Bund Schnittlauch, 1 kleine Zwiebel. Alles fein hacken und mit 100 g Mayonnaise und 2 EL Sahne gut vermischen.

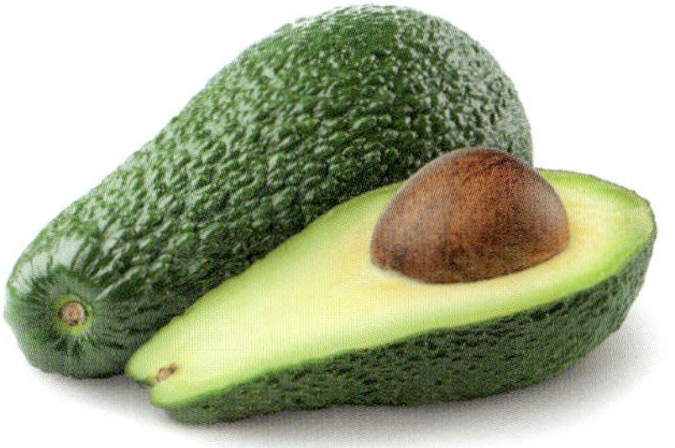

Salate zum Mitnehmen

Diese Salate können Sie gut vorbereiten und als Mittagessen einnehmen:

- Avocado mit Crevettensalat
- Russischer Salat
- Tomaten-Mozzarella-Rucola-Salat
- Eisberg- und Kartoffelsalat
- Kopf- und Thunfischsalat
- Lollo- und Hühnchensalat
- Endivien- und Chicoréesalat, 1 bis 2 Eier

*** Bezugsquellen finden Sie im kostenlosen Fahrplan unter *www.bodyreset.com***

Kartoffelgerichte

Kartoffeln kann man gut vorkochen und für verschiedene Gerichte verwenden. Schütten Sie den Sud nach dem Kochen nicht weg, sondern verwenden Sie ihn für Suppen und Saucen. Es gibt unzählige leckere Gerichte mit Kartoffeln. Nachfolgend einige beliebte Vorschläge:

Kartoffel-Käse-Gerichte

Die Kartoffel enthält drei bis vier Mal weniger Kohlenhydrate als Brot, Pasta, Reis, deshalb dürfen auch Butter und Sahne ohne negative Folgen eingesetzt werden.

♥ Pellkartoffeln mit Käse

Pellkartoffeln mit Butter und verschiedenen Käsesorten. Dazu einige ungesalzene, geschälte Mandeln, Essiggurke oder Silberzwiebeln. Am Mittag einen grünen Blattsalat oder Gurkensalat dazu servieren.

♥ Kartoffeln mit Raclettekäse

Pro Person eine gekochte mittelgroße Kartoffel schälen, in Scheibchen schneiden und in eine flache, feuerfeste Form schichten. Etwas Salz darüber streuen und 2 Scheiben Raclettekäse darüberlegen. In den auf 200 °C vorgeheizten Ofen schieben und etwa 8 bis 12 Minuten den Käse schmelzen lassen. Herausnehmen, nach Belieben mit Pfeffer und Paprika würzen und eine Essiggurke dazugeben.

♥ Käsefondue mit Kartoffeln

Kleine festkochende Kartoffeln schälen, in etwas Gemüsebrühe knapp gar kochen und halbieren. In der Bratpfanne an der Schnittstelle leicht anbraten und im Ofen bei 100 °C warm halten. Jetzt aus geriebenem Käse und etwas Weißwein ein Fondue zubereiten und mit den Kartoffeln statt Brot essen. Anstelle eines Salates können Sie auch Birnen- und Apfelstückchen und Bananenscheiben mit dem Fonduekäse essen.

♥ Käserösti

Gekochte Kartoffeln reiben und salzen. Eine kleine gehackte Zwiebel anbraten, Kartoffeln und einige Esslöffel geriebenen Käse damit vermischen und mit Butter zu goldgelben Röstis braten.

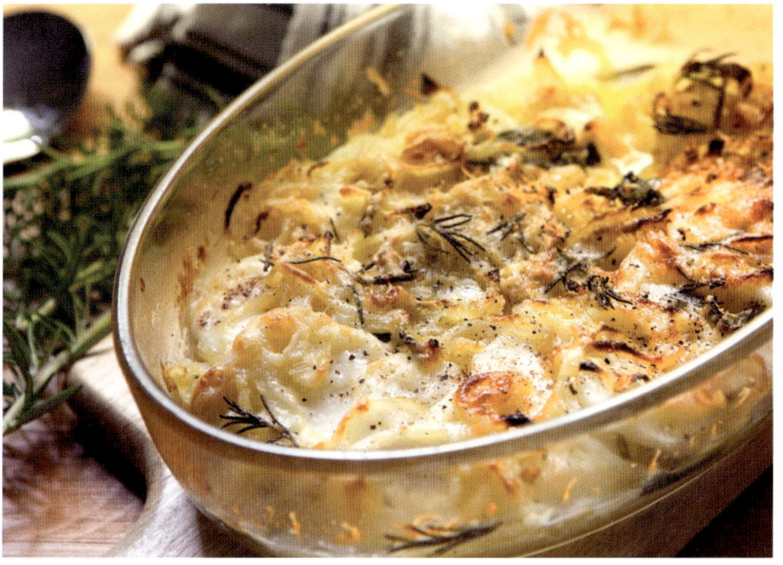

Ein feines Kartoffelgratin ist leicht zuzubereiten, ist köstlich und gesund.

Kartoffelgerichte zu allen Gemüsen

♥ Kartoffelgratin

Gekochte Kartoffeln schälen, in Scheiben schneiden. Eine feuerfeste Form nach Belieben mit einer halbierten Knoblauchzehe ausreiben. Jetzt die Scheiben in die Form schichten. Auf jede Schicht einige Tropfen Sahne und hauchdünne Butterflöckchen geben. Mit Salz und Pfeffer, nach Belieben mit wenig Paprikapulver, würzen. Das Gratin kann man entweder mit einer Mischung aus Sahne und zimmerwarmer Butter oder aus Sahne und Reibkäse überbacken.

♥ Butter-Petersilien-Kartoffeln

Kartoffeln schälen, in Würfel schneiden, in fettfreier Gemüsebrühe gar kochen. Brühe absieben. Etwas Butter in den Topf geben, fein gehackte Petersilie und die Kartoffeln in der Butter vorsichtig miteinander mischen.

♥ Kartoffelaufläufe

Mit Kartoffeln und Gemüse kann man leckere Aufläufe und fleischlose Gerichte zaubern. Statt Zucchini oder Tomaten können Sie auch Brokkoli, Karotten, Blumenkohl etc. verwenden.

Schütten Sie den Sud nach dem Kochen nicht weg, sondern verwenden Sie ihn für Suppen und Saucen.

Mit Kartoffeln und Zucchini lässt sich eine ganze Reihe schmackhafter Gerichte zaubern, die für das *BodyReset*-Programm sehr gut geeignet sind.

Zucchini-Kartoffel-Auflauf

Gekochte Kartoffeln schälen, in Scheiben schneiden. Geschälte Zucchini kurz blanchieren. Eine feuerfeste Form nach Belieben mit einer halbierten Knoblauchzehe ausreiben. Kartoffel- und Zucchinischeiben abwechselnd in die Form schichten. Die Kartoffelschichten leicht salzen, Zucchinischichten mit Gewürzsalz, Pfeffer und italienischer Kräutermischung würzen. Auf jede Schicht einige Butterflöckchen geben. In einer Schale Sahne mit geriebenem Käse mischen. Diese Mischung mit einem Esslöffel über die letzte Schicht geben, so kann sich der Käse gleichmäßig verteilen. Im vorgeheizten Ofen bei 200 °C etwa 10 bis 15 Minuten überbacken, bis der Käse schön hellbraun ist.

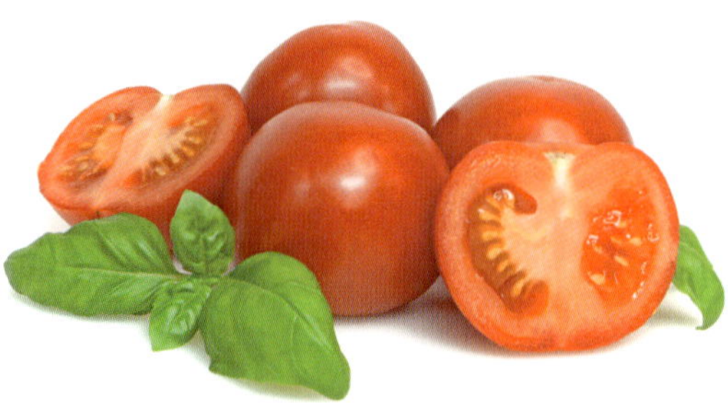

Kartoffelbrei

Kartoffeln schälen, in Würfel schneiden und in Gemüsebrühe gar kochen. Brühe abgießen. Pro 500 g Kartoffeln etwa 100 ml Sahne mit 100 ml Wasser vermischt erhitzen, vom Herd ziehen, die Kartoffeln dazugeben, gut miteinander verrühren und fein pürieren. Je nach Konsistenz noch etwas Sahne und Wasser zu gleichen Teilen dazugeben. Erst zum Schluss den Herd wieder auf halbe Temperatur stellen, Butter zugeben und umrühren. Den Topf vom Herd nehmen und nach Belieben mit etwas Muskatnuss und einem Eigelb verfeinern.

Tomaten-Kartoffel-Auflauf

Wasser zum Kochen bringen, die Tomaten kurz ins kochende Wasser tauchen, damit sie sich leichter schälen lassen. Halbieren, Stielansätze entfernen und in Scheiben schneiden. Danach wird der Auflauf wie links beschrieben zubereitet. Nach dem Überbacken können Sie frisches Basilikum darübergeben.

Gemüse-Zubereitungsarten

Bereiten Sie Gemüse so zu, wie Sie es am liebsten mögen. In Brühe gar kochen, im Dampfkochtopf weich dämpfen oder im Kochtopf mit etwas Öl und wenig Flüssigkeit auf niedriger Temperatur gar dünsten. Mit Pfeffer, Gewürzen und Kräutern abschmecken. Mit etwas Butter und/oder Sahne verfeinern oder mit Käse überbacken.
Bei Kohl oder oxalhaltigen Gemüsen geben Sie jeweils eine Messerspitze Natron ins Kochwasser. Dasselbe können Sie bei Käsefondue, Fleischragoutgerichten oder Fleischeintöpfen tun. Damit erleichtern Sie die Verdauung, und Sie bekommen keine Blähungen.

Zwei Turbo-Fett- und Schlackenkiller

Basensuppe

300 g Kartoffeln, 300 g Karotten, 150 g Wirsing oder Kohl, nach Belieben 1 kleine Sellerieknolle, 1 kleine Zwiebel.

Alles schälen, klein schneiden und mit 2 Liter Wasser aufkochen. Gemüsebrühe einstreuen, bis der Geschmack stimmt. Knapp gar kochen, zum Schluss mit etwas Pfeffer und Schnittlauch würzen. Sie können die Basensuppe mehrere Tage im Kühlschrank aufbewahren. Wärmen Sie jeweils nur so viel auf, wie Sie essen möchten. So bleibt das Gemüse knackig und frisch.

Brühe und Gemüseteller

300 g Brokkoli oder Zucchini oder Karotten oder Fenchel schälen, in 7,5 dl Gemüsebrühe knapp gar kochen, 300 g gekochte, gewürfelte Kartoffeln dazugeben und einige Minuten mitkochen. Die Brühe in ein Gefäß absieben. Das Gemüse in einen Teller geben und mit 1 TL Butter bestreichen.

Zuerst die Brühe trinken, dann das Gemüse essen.

Am meisten Vitalstoffe bleiben im Gemüse, wenn Sie es nur kurz im Dampfkochtopf oder im Siebeinsatz mit Dampf garen!

Fleisch und Fisch

Fleisch und Fisch können Sie so zubereiten, wie es Ihnen am besten schmeckt. Wichtig ist nur, dass Sie natürliche Gewürze und Zutaten sowie die richtige Grundsauce verwenden.

Wenn Sie das Prinzip Fett und einfache Kohlenhydrate beachten und konzentrierte Kohlenhydrate selten einbauen, bleiben Sie schlank und im Säure-Basen-Gleichgewicht!

Sonntagsbrunch mit Brot

- Gekochtes Ei oder Rührei mit Schinken
- 2 Scheiben Butterzopf oder Kartoffelbrot
- Verschiedene Käse
- Einige Mandeln
- Rohschinken oder Hühnerfleischscheiben
- 1 kleine Banane

Reis und Nudelgerichte

Kochen Sie Reis und Teigwaren mit Salzwasser oder in fettfreier Gemüsebrühe. Kurz vor dem Servieren geben Sie einen $\frac{1}{2}$ Kaffeelöffel Butter darüber.

Salate sollten Sie erst dann dazu essen, wenn Sie Ihr Wunschgewicht erreicht haben. Salatsauce und konzentrierte Kohlenhydrate zusammen produzieren Übergewicht.

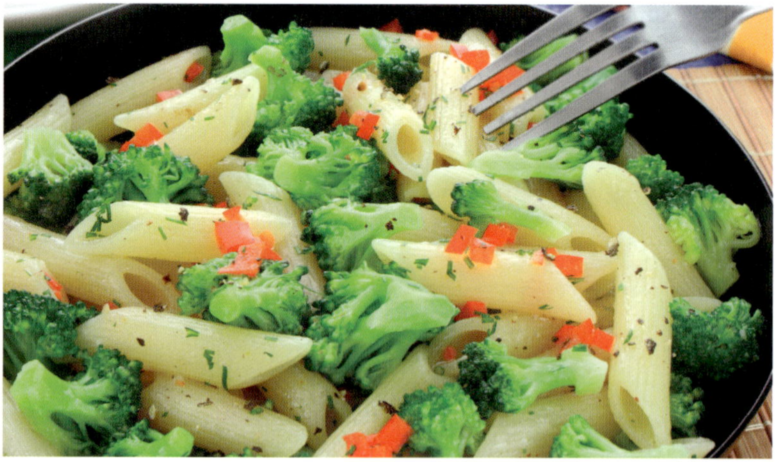

Pasta – ideal mit basischem Gemüse

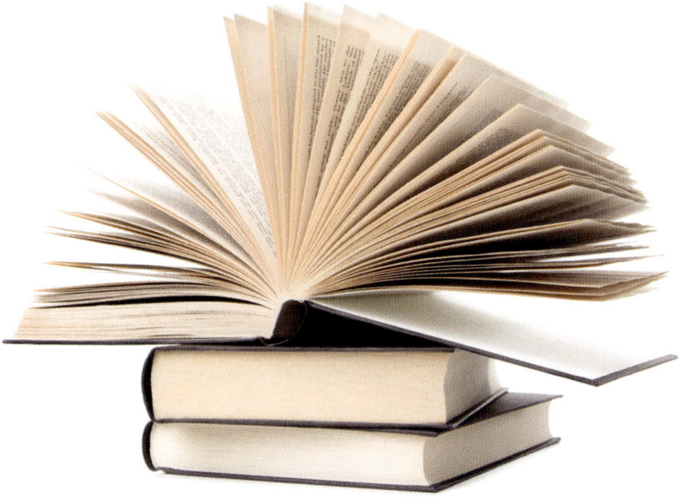

Weiterführende Literatur

Grimm, Hans-Ulrich: Die Ernährungslüge. Wie uns die Lebensmittelindustrie um den Verstand bringt. Knaur Verlag. München 2003

Hartenbach, Prof. Dr. med. Walter: Die Cholesterinlüge. Herbig Verlag. München 2002

Koch, Fred W./Fuhrer, Hendrike: Saure Nahrung macht krank. Hoffmann, Dr. Klaus (Hrsg). Vier Flamingos Verlag. Rheine 1998

May-Ropers, Prof. Dr. med.: Nie wieder sauer. Herbig Verlag. München 1997

Paungger, Johanna/Poppe, Thomas: Vom richtigen Zeitpunkt. Heyne Verlag. München 1991

Pollmer, Udo/Fock, Andrea/Gonder, Ulrike/Haug, Karin: Prost Mahlzeit! Krank durch gesunde Ernährung. Kiepenheuer & Witsch Verlag. Köln 1994

Treutwein, Norbert: Übersäuerung. Krank ohne Grund? Südwest Verlag. München 1996

Wiener, Marie-Theres: Gesund und schlank mit Trennkost. Buch und Zeit Verlag. Wien 1993

Wissen ist Macht – die Macht, nicht fremd- sondern selbstbestimmt sein Leben in die eigenen Hände zu nehmen ...

Das vorliegende Buch ist sorgfältig erarbeitet worden. Es basiert auf den Erkenntnissen und Erfahrungen in der Praxis der Autorin. Dennoch erfolgen alle Angaben ohne Gewähr. *BodyReset* ersetzt weder Arzt noch Therapeut, weder Medikamente noch Therapiemaßnahmen. Im Zweifelsfall, insbesondere bei Vorerkrankungen, Krampfadern und Organstörungen, konsultieren Sie bitte einen Arzt.
Weder die Autorin noch der Verlag können für eventuelle Nachteile oder Schäden, die aus den im Buch gegebenen praktischen Empfehlungen resultieren, eine Haftung übernehmen.

Impressum

Weltbild Buchverlag
– Originalausgaben –

12., vollständig überarbeitete und erweiterte Auflage 2012

ISBN: 978-3-03812-455-9

Producing: Josef K. Pöllath, Dachau
Umschlag, Layout, DTP und Bildredaktion: Lydia Kühn, Aix-en-Provence, Frankreich
Umschlagbild: © **shutterstock** Yuri Arcurs
Illustrationen: Sascha Wuillemet, München
Foto der Autorin: Primelight Albert Zimmermann, Zürich

Besuchen Sie uns im Internet:
www.weltbild.ch www.weltbild.de www.weltbild.at www.bodyreset.com

Bildnachweis

© **fotolia** U2, 133: Anna Kucherova; U3, 84, 88, 98, 103, 104: Liddy Hansdottir; 2, 6, 8–9, 7, 36–37, 64, 106–107, 113: Yuri Arcurs; 6: Foto-Ruhrgebiet; 10: Mikael Damkier, 13: Inga Nielsen; 16: Luftbildfotograf; 20: Vielfalt; 21: WONG SZE FEI; 25: kanate; 28: MAXFX; 30: bilderzwerg; 33: MartesiaBezuidenhout; 39: styf; 42: Patryssia; 45: emmi; 47: Barbara Dudzinska; 48: Gerhard Seybert; 51: TwilightArtPictures; 52, 109: Monkey Business; 59: Igor Pukhnatyy; 61: Jan Schuler; 62: Galina Semenko; 73: WavebreakMediaMicro; 77: monropic; 79: contrastwerkstatt; 80: CLIPAREA.com; 87: Printemps; 90: silencefoto; 91: Gina Sanders; 92: ott; 95: Lucky Dragon; 96: Christa Eder; 97: Richard Cote; 101: detailblick; 108: vgstudio; 110: Subbotina Anna; 114: rrrob; 120: THesIMPLIFY; 122: surut; 123, 130: photocrew; 124: Andrey Kuzmin; 126: HAKOpromotion; 127: sterneleben; 128: Stefan Körber; 129: Shawn Hempel; 131: Olaf Rehmert; 132: Kzenon; 135: robynmac; 136: Andrea Wilhelm; 138: Pawel Spychala; 139: ctacik

© **shutterstock** 12: beltsazar; 14: Yuganov Konstantin; 38: sheff; 72: Zoom Team

Sachregister

C

D

E

F

G

H